外科学
基础
操作实践

WAIKEXUE JICHU CAOZUO SHIJIAN

陈良万 主编

海峡出版发行集团 | 福建科学技术出版社
THE STRAITS PUBLISHING & DISTRIBUTING GROUP | FUJIAN SCIENCE & TECHNOLOGY PUBLISHING HOUSE

图书在版编目（CIP）数据

外科学基础操作实践/陈良万主编. -- 福州：福建科学技术出版社，2024.9. -- ISBN 978-7-5335-7356-0

Ⅰ.R6

中国国家版本馆CIP数据核字第2024PR6267号

出 版 人　郭　武
责任编辑　黄肖林
编辑助理　梁　旭
装帧设计　吴　可
责任校对　林锦春

外科学基础操作实践

主　　编　陈良万
出版发行　福建科学技术出版社
社　　址　福州市东水路76号（邮编350001）
网　　址　www.fjstp.com
经　　销　福建新华发行（集团）有限责任公司
印　　刷　福建省金盾彩色印刷有限公司
开　　本　787毫米×1092毫米　1/32
印　　张　4.5
字　　数　65千字
版　　次　2024年9月第1版
印　　次　2024年9月第1次印刷
书　　号　ISBN 978-7-5335-7356-0
定　　价　68.00元

编委会

主　　编　陈良万

副 主 编　陈升

编　　者（以姓氏笔画为序）

　　　　　　方冠华　卢　衡　丘智煌　李虔桢　沈　悦
　　　　　　陈　艺　陈　升　陈良万　罗增荣　徐　帆
　　　　　　谢先标

视频操作者　沈　悦　陈　艺　陈尧章

目　录

第一章
无菌术

　　皮肤具有抵抗外界有害因素刺激，保护身体内部组织，减少外来伤害，并且对外界伤害起到缓冲的功能。皮肤最外面的表皮，是一层致密的角质化细胞组织，称为角质层，完整致密的角质层可以防止各种病原体侵入人体内。黏膜也像皮肤一样，覆盖着身体与外界相通的各个腔道，如口腔、呼吸道、消化道、泌尿生殖道等，可以防御病菌进入人体。而外科手术在一定程度上破坏了相应手术部位皮肤或黏膜的完整性，人体防御系统遭到破坏，容易导致病原体入侵引起术后感染，因此在手术之前，我们需要做到无菌环境，减少术后感染的发生。

-------------------- 学习笔记 --------------------

第一节　外科洗手

一、操作目的

外科洗手是为了有效预防和控制手术人员身上的病原体传播到患者的手术部位，防止术后感染的发生。

二、准备工作

（1）手术人员进入手术室后，必须更换手术室的专用鞋和洗手衣、裤（洗手衣下襟应放入裤腰内，衣袖卷至肘上10cm），佩戴医用外科口罩和手术帽（手术帽盖住全部头发，头发不可外露，口罩必须盖住口鼻）。

（2）摘掉全身饰物，修剪指甲，并去除甲缘下污垢。

（3）物品准备：消毒毛刷、普通肥皂或皂液、洗手液、聚维酮碘溶液（碘伏）、70% 乙醇、0.1% 苯扎溴铵溶液、免洗手消毒凝胶或其他皮肤消毒剂、无菌小方巾。

-------- 学习笔记 --------

外科洗手准备工作

（4）禁忌证：手部皮肤有破损或有化脓感染者；参加手术的人员患有传染性疾病且处于传染期。

三、操作步骤

洗手消毒方法多种多样，此处只着重介绍七步洗手法、肥皂水刷手法、简易洗手法及连台手术的刷手：

（一）七步洗手法

（1）洗手掌：用流水湿润双手后，涂抹洗手液（或肥皂），掌心相对，手指并拢相互揉搓。

（2）洗背侧指缝：一手手心与另外一手手背指缝相互揉搓，双手交换进行。

（3）洗掌侧指缝：双手掌心相对，双手交叉沿指缝相互揉搓；

（4）洗指背弯曲各手指关节：一手半握拳把指背放在另一手掌心旋转揉搓，双手交换进行。

（5）洗拇指：一手握住另一手大拇指旋转揉搓，双手

学习笔记

七步洗手法

交换进行。

（6）洗指尖弯曲各手指关节：一手将指尖合拢在另一手掌心旋转揉搓，双手交换进行。

（7）洗手腕、手臂：揉搓手腕、手臂，双手交换进行。

（二）肥皂水刷手法

（1）按七步洗手法用肥皂水或洗手液常规洗手，清洗手臂至肘上 10cm，流水冲净。

（2）消毒毛刷蘸取适量肥皂水刷手，由远及近，沿一个方向顺序刷洗，双手交替进行。以先刷左手为例，顺序为指尖、甲缘、甲沟、指横纹、指蹼、手掌、手背及手腕，然后交替至右手；两上肢交替进行刷洗；流动清水先冲洗手部，接着冲前臂和上臂，注意保持拱手姿势。按上述方法刷洗 3 遍，时间共 10min。

（3）取无菌小方巾，先擦干双手，对折成三角形，底边向上从手腕至肘上 10cm 先擦干一侧，再翻转方巾控干另一侧，擦过肘部的方巾不可接触前臂及手。

（4）将手、前臂完全浸泡在 70% 乙醇内，浸泡深度为

学习笔记

肥皂水刷手法

肘上 6cm 处，时间共 5min。

（5）手浸泡完毕后，保持拱手姿势，手臂不可下垂，不可触碰其他有菌物体，如触碰须重新刷手。

（三）简易洗手法

简易洗手法是临床常用的洗手消毒方法。

（1）按七步洗手法洗手，用肥皂水清洗手臂至肘上 10cm，流水冲净。

（2）取消毒毛刷蘸取抑菌洗手液刷手，刷至肘上 10cm，顺序同肥皂水刷手法，流水冲净手臂，只刷一遍，约 3min。

（3）取无菌小方巾擦干双手及手臂，方法同肥皂水刷手法。

（4）取 5 ～ 10mL 免洗手消毒凝胶（含乙醇 55%、二氯苯氧氯酚约 0.12%）均匀涂于每只手和前臂，涂抹范围至肘上 6cm，涂抹 1 遍即可，双手搓擦至干。

学习笔记

简易洗手法

（四）连台手术的刷手

若前台手术为无菌手术，术后手套未破，需连续进行下一台手术时，仅需喷手至肘上 6cm 范围，再穿无菌手术衣和戴手套。若前台手术为污染手术，连续进行手术时应重新刷手。

四、注意事项

（1）注意手指甲缘、掌纹处或指蹼处的刷洗。

（2）消毒毛刷、无菌小方巾接触到上臂后，不能再接触手部和前臂。

（3）注意洗手、消毒范围及各步骤所需的时间。

（4）冲洗时应始终保持手朝上肘朝下的姿势（拱手姿势），防止水从肘部以上流向前臂及手。

（5）刷手过程中严格遵守无菌操作原则，始终保持拱手姿势，即手指向上，手高肘低、上臂轻度外展的姿势，且双手上不过肩，下不低腰（同前叙述）。

.... 学习笔记 ....

洗手注意事项

（6）刷手遵循分段交替、由远及近、就近等原则，手臂消毒范围递减，效果递增。越靠近手臂远端，无菌程度越高。

第二节　手术区消毒

一、操作目的

手术区消毒是对进行手术区域的准备，消毒手术切口处及其周围皮肤，让手术区域与其他有菌区域隔离，减少手术中污染的机会。

二、准备工作

（1）患者准备：手术区域皮肤完成清洁、备皮；摆好合适体位；做好切口标记。

（2）医师准备：换好洗手衣、裤和专用鞋，佩戴医用外科口罩、手术帽；与巡回护士、麻醉医师三方一起核对患者的姓名、性别、年龄、科室、床号、手术类型、手术同意

手术区消毒准备工作

书及授权委托书，并在安全核查表上签名；外科洗手。

（3）物品准备：手术消毒包、无菌铺单包、消毒剂。

三、操作步骤

（1）操作者位于患者右侧，充分暴露手术区范围。

（2）左手持消毒碗，右手持消毒钳进行消毒，消毒钳头部朝下夹住消毒纱布，浸蘸消毒液（消毒钳头部不能高于钳尾，防止消毒液回流污染手臂）。自手术区中心开始向周围皮肤无遗漏地消毒（不可由外到内，回到已清毒部位）。由切口向外消毒距离必须大于15cm以上，第二次消毒范围不应超过第一次范围，第三次不应超过第二次范围（注意第一遍的消毒范围都应以不超过前一次消毒范围为准）。

（3）不同部位的手术视野皮肤消毒范围各不相同。

①头部手术皮肤消毒范围：头及前额。

②口、唇部手术皮肤消毒范围：面、唇、颈部及上胸部。

③颈部手术皮肤消毒范围：上至下颌，下口至唇线，两侧至颈、颈项交界入锁骨上窝，下至两乳头连线。

········· 学习笔记 ·········

手术区消毒操作步骤

④锁骨部手术皮肤消毒范围：上至颈部上缘，下至上臂上 1/3 处和乳头上缘，两侧过腋中线。

⑤胸部手术皮肤消毒范围（侧卧位）：前后过中线，上至颈部、腋窝及上臂 1/3 处，下至脐水平线，可达髂前上棘。

⑥乳腺癌根治术皮肤消毒范围：前至对侧锁中线，后至腋后线，上至锁骨及上臂，下至脐水平线。

⑦上腹部手术皮肤消毒范围：上至两乳头连线，下至腹股沟、耻骨联合，两侧至腋中线之间。

⑧下腹部手术皮肤消毒范围：上至剑突，下至大腿中上 1/3，两侧至腋中线。

⑨腹股沟手术消毒范围：上至脐水平线，下至大腿中上 1/3，两侧至腋中线。

⑩会阴部手术消毒范围：上至耻骨联合，下至大腿中上 1/3，由外侧向手术中心区依次向肛门消毒。

⑪四肢手术皮肤消毒范围：周围消毒，上下各超过 1 个关节。

学习笔记

手术野消毒区域

四、注意事项

（1）对婴幼儿皮肤、面部、口唇和会阴部黏膜、阴囊等处，皮肤娇嫩，不能使用刺激性强的消毒液（如碘酊），为防止灼伤皮肤，宜使用刺激性小的消毒液来代替。

（2）清洁伤口应以切口为中心向四周消毒，感染伤口或肛门处手术则应由手术区外周开始向感染伤口或肛门外清毒（总体原则为先消毒相对洁净区，再消毒相对污染区）。已接触消毒范围边缘或污染部位的消毒纱布不能再返擦清洁处，消毒范围要包括手术切口周围 15~20cm 的区域，如有延长切口的可能，则应扩大消毒范围。

（3）消毒腹部皮肤时，先在脐窝中滴数滴消毒溶液，待皮肤消毒完毕后再擦净。

（4）碘酊纱球勿蘸过多消毒液，以免流散他处，烧伤皮肤。

（5）脱碘必须干净。

········· 学习笔记 ·········

第三节　铺巾

一、操作目的

手术术区皮肤消毒后，切口周围应铺盖无菌单，除显露手术切口所必需的皮肤区域外，遮盖身体其他部位，使切口周围区域成为无菌环境，以避免和减少手术污染。

二、准备工作

（1）患者准备：患者已麻醉，根据手术方式选择相应的手术体位。患者手术区域皮肤已正确消毒。

（2）医师准备：操作需要两个人协同操作，一位铺巾者，另一位为传递消毒巾和配合有关操作的器械护士或医师。操作者均已外科洗手。

（3）物品准备：根据不同的手术，准备相应的无菌包，一般包括无菌巾 4 块、中单 2 块、大单 1 块、布巾钳 4 把或

········· 学习笔记 ·········

铺巾准备工作

手术切口保护膜 1 张。

三、操作步骤

（1）器械护士将 4 块无菌巾，均反折 1/4，折叠后逐一递给铺巾者。

（2）铺巾者接第一块无菌巾，无菌巾在距皮肤 10cm 以上高度放下，盖住切口的下方；第二块无菌巾盖住切口的对侧；第三块无菌巾盖住切口的上方；第四块无菌巾盖住铺巾者的贴身侧。铺巾顺序通常先铺相对污染区（会阴部），其次为对侧，再铺头侧，最后铺靠近铺单者的一侧。铺巾后用布巾钳夹住无菌巾的交叉处以固定，或用手术切口保护膜覆盖切口。

（3）器械护士协助铺巾者铺中单，器械护士在切口上方传递并辅助铺中单，原则上先铺相对污染一侧，腹部手术先铺足侧超过手术台，后铺头侧超过麻醉架，2 块中单在切口中央对齐。

（4）铺巾者穿手术衣进行铺大单。

-- 学习笔记 --

铺巾操作步骤

（5）铺大单时洞口对准手术区，指示大单头部的标记应位于切口上方。两侧铺开后，先向上展开，盖住麻醉架，再向下展开，盖住手术托盘及床尾，遮盖除手术区以外身体所有部位。

四、注意事项

（1）铺单过程中双手始终低于肩、高于腰。

（2）打开无菌巾时，无菌巾不可触及铺巾者腰以上部位。

（3）无菌巾传递过程中，术者与器械护士的手不可碰触。

（4）铺好的无菌巾只可由手术区从内向外移动。

（5）铺中单和大单时，应手握无菌单边角，然后内卷遮盖手背，以防手部接触周围有菌物品（麻醉机、输液架等）。

（6）一般原则：术者未穿手术衣，先铺对侧，后铺己侧；术者穿上手术衣则反之；先铺脏区，后铺洁净区，先下后上。

学习笔记

第四节　穿脱手术衣、戴脱无菌手套

一、操作目的

刷手仅能清除手臂皮肤的细菌，而在皮肤皱褶和深层(如毛囊、皮脂腺等处)的细菌不易完全清除，在手术过程中这些细菌会逐渐转移到皮肤表面。所以，在手臂消毒后还必须穿无菌手术衣和戴无菌手套，以防这些细菌污染手术切口。

二、准备工作

(一)准备工作

无菌手术衣包括包背式手术衣(临床常用)和对开襟式手术衣(紧急手术和日间手术常用)两种。巡回护士打开无菌手术衣包，根据手术人员手形、手掌大小准备不同型号无菌手套，并放在无菌操作台上。

学习笔记

（二）操作者准备

（1）操作者进入手术室的一般准备，详见刷手部分。

（2）手臂皮肤消毒后，保持拱手姿势进入手术室。

（3）操作者如为一助，应先行术区皮肤消毒、铺无菌巾并固定，再用 0.5% 碘伏涂擦手臂皮肤消毒一遍，然后穿无菌手术衣和戴无菌手套。

（4）由巡回护士配合完成穿衣过程。

三、操作步骤

（一）穿无菌手术衣

（1）操作者从已打开的无菌手术衣包内取一件折叠的手术衣，手不得触及下面的手术衣。在手术室内找一较为空旷处，注意手术衣远离胸前及手术台和其他人员。操作者打开折叠手术衣，辨认手术衣的前、后、上、下，用双手分别提起手术衣的衣领两端，轻抖开手术衣，内面朝自己，有腰

学习笔记

穿无菌手术衣

带的一面向外。

（2）操作者将手术衣略向上抛起，双手顺势同时插入袖筒内，两臂平举向前，不可高举过肩。此时，巡回护士在后面协助穿衣，牵拉衣袖，双手即可伸出袖口，操作者不得用未戴手套的手拉衣袖或接触其他部位。

（3）巡回护士从操作者背后系紧颈部和后部的衣带。

（4）操作者双手戴好无菌手套后，解开并提起前襟的腰带，将右手的腰带递给已戴好无菌手套的手术人员，或由巡回护士用无菌持物钳夹持，自身向左后旋转，使腰带绕操作者一周，操作者自行在左侧腰间系紧。

（5）操作者穿好手术衣、戴好手套后，在等待手术开始期间，应将双手互握置于胸前，双手不可高举过肩、垂于腰下或双手放于腋下。

（二）戴无菌手套

1. 接触式戴无菌手套法

（1）选用与自己手尺码相一致的无菌手套1副，由巡回护士拆开外包，操作者取出内层套袋，将两只手套合掌并

接触式戴无菌手套法

捏住手套套口的翻折部而一并取出。

（2）左手捏住两只手套内侧的套口翻折部，并使手套各指自然下垂。

（3）先将右手伸入右手套内，再用已戴好手套的右手手指插入左手套的翻折部，以助左手伸入手套内。

（4）先后整理两个手术衣袖口，将手套翻折部翻回盖住手术衣袖口。双手相互略作调整使各手指完全贴合手套。

（5）注意在未戴手套前，手指不能接触手套的外面，已戴手套后，手套外面不能接触皮肤。手套外面的润滑粉需用无菌盐水冲净。

2. 无接触式戴无菌手套法

（1）穿上无菌手术衣后，双手伸至袖口处，手不出袖口。

（2）选用与自己手尺码相一致的无菌手套1副，由巡回护士拆开外包，操作者隔着衣袖取出内层套袋，展开并平铺置于无菌台上。

（3）左手在袖口内手掌朝上摊平，右手隔着衣袖取左手套放于左手手掌上，手套的手指指向自己，各手指相对。

学习笔记

无接触式戴无菌手套法

（4）左手四指隔着衣袖将套口翻折部的一侧双层折边抓住，右手隔着衣袖将另一侧双层折边翻于袖口上，包住左手四指，然后将单层折边向上提拉并包住整个左手。右手隔着衣袖向上提拉左手衣袖，左手顺势伸出衣袖并迅速伸入手套内。

（5）同样方法戴右手手套。

（6）双手最后略作调整使手指完全贴合手套。

（三）脱手术衣

（1）他人帮助脱衣法：脱衣者双手向前微屈肘，巡回护士从背后解开各衣带，转至前方面对脱衣者，抓住衣领将手术衣从肩部向肘部翻转，然后再向手的方向扯脱，如此则手套的腕部就随着翻转于手上。

（2）单人脱手术衣法：巡回护士解开背后的衣带，脱衣者自己左手抓住右肩手术衣外面，自上拉下至腕部，使衣袖翻向外。右手隔着衣袖用同法拉下左肩手术衣。最后脱下全部手术衣，使手术衣内侧外翻，此时手套的腕部翻转于手上。将手术衣扔于污衣袋中，保护手臂及洗手衣裤不被手术

········ 学习笔记 ········

脱手术衣

衣外面所污染。

（四）脱手套

方法一：操作者先用戴手套的右手抓住左手手套翻折部外面，向下拉扯并脱下手套，不触及另一手的皮肤。再用已脱手套的左手拇指伸入右手套翻折口部右手掌鱼际肌之间，其他各指共同协助提起手套翻转脱下，手部皮肤不接触手套的外面。

方法二：如未脱手术衣时脱手套，操作者用戴手套的右手抓住左手套腕部向下拉扯手套脱至手掌部，再以左手手指抓住右手套腕部脱去右手手套，最后用右手手指在左手掌部推下左手手套。

（五）戴双重手套穿无菌手术衣法

在临床上，当遇到紧急情况需床边手术时（如心脏破裂），为节省时间可不进行无菌刷手，需戴双重无菌手套然后穿无菌手术衣，具体步骤如下：第一步，按接触式戴无菌手套法戴第一双无菌手套；第二步，穿无菌手术衣；第三步，按接

脱手套

戴双重手套穿无菌手术衣法

触式戴无菌手套法戴第二双无菌手套。当患者出血止住、病情较稳定时，操作者应脱去手术衣及手套，按常规步骤进行洗手、穿无菌洗手衣，戴无菌手套，然后对切口、创面进行再次消毒，防止切口创面污染。

四、注意事项

（1）手术人员要严格遵循无菌操作原则，先穿无菌手术衣，后戴无菌手套。

（2）穿好无菌手术衣和戴好无菌手套后，手术人员肩部以下、腰部以上、腋前线往前以及双上肢视为无菌区。等待手术时，操作者应将双手呈拱手姿态置于胸前，不能插入胸前的衣袋里，也不能下垂或交叉置于腋下。

（3）穿手术衣时，双手不能高举过头或伸向两侧，未戴手套的手不能触碰手术衣的外面；传递腰带时，避免与巡回护士相互接触。

（4）在手术过程中，手术人员的背部往往会触碰手术台或其他手术人员的无菌区而造成污染。包背式手术衣可将

学习笔记

手术人员背部完全遮盖，减少术中污染的机会，目前被大多数医院所采用。

（5）在戴无菌手套之前，手不能接触手套外面；戴上手套后，手套外面不能接触手套里面及皮肤。无接触式戴无菌手套法可完全避免手部皮肤与手套外面相互接触，无菌防护程度较常规戴无菌手套方法更高。

第二章

常用外科手术器械的识别和使用

手术器械是完成外科手术操作的必备器具，一名合格的外科医师应当能够正确地辨识各种常用的外科手术器械，熟悉其结构特点及基本性能，掌握其使用方法并应用自如。目前，常用的手术器械包括手术刀、手术剪、血管钳、持针器、手术镊、拉钩、缝合针、缝合线及各种敷料等。

根据其结构特点及操作原理，常见的手术器械可以分为2个大类：一类是带轴的器械，轴在中间而施力点在尾端，轴作为器械的交点和使用时的稳定点，尖端至轴形成操作臂，尾端至轴形成力臂，使用时形成向内的剪切力或夹持力，如手术剪、血管钳和持针器等；另一类是支点在尾端，而施力点在中间，工作点在尖端，如手术刀、手术镊、拉钩等。根据用途的不同，手术器械可以分为以下几类：第一类，切割或剪切组织，如手术刀和手术剪；第二类，夹持组织或其他器械，如血管钳、手术镊和持针器；第三类，牵拉组织或暴露手术视野，如血管钳和拉钩；第四类，缝合或止血，如各种类型和型号的缝合针、缝合线及各种敷料。

第一节　手术刀

一、名称与作用

传统的手术刀主要用于切割和分离组织，有时也使用手术刀刀柄的末端对组织进行钝性分离。目前，随着各种新型手术刀的出现，手术刀的功能也不断地拓展。目前，常见的新型手术刀有电刀、激光刀、超声刀、等离子手术刀、高压水刀及氩气刀等，它们均可通过特定的装置来完成切割和分离组织的功能。此外，电刀、激光刀、超声刀等还具有凝固、止血的作用，其中以高频电刀在外科领域的使用最为广泛。高频电刀的工作原理是通过高频电流对组织细胞产生电解、电热和电刺激效应，在切割分离组织的同时，在局部起到组

学习笔记

织变性凝固的作用，从而降低了结扎或缝扎止血的频率，缩短了手术时间。

二、结构和安装

常用的传统手术刀由刀柄和可拆卸的手术刀片 2 部分组成。刀柄根据其大小及长短进行分型，分为小号刀柄、普通刀柄、长刀柄等。刀片的种类各异，根据形态不同，可以分为圆刀、弯刀及尖刀等；根据大小不同，也可以分为大刀片、中刀片和小刀片。刀柄和刀片的末端均刻有号码以示区分，一把刀柄可以安装几种不同型号的刀片。4 号、6 号、8 号刀柄安装 19 号、20 号、21 号、22 号、23 号、24 号大刀片，常用于大创口切割；3 号、5 号、7 号刀柄安装 10 号、11 号、12 号、15 号小刀片，用于小创口或精细操作（图 2-1-1—图 2-1-3）。

·········· 学习笔记 ··········

手术刀的安装和拆卸

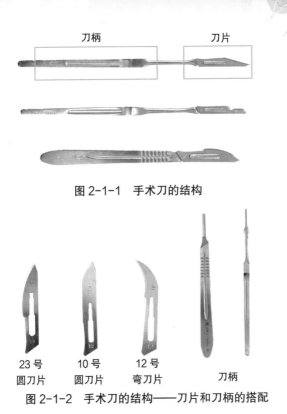

图 2-1-1　手术刀的结构

23 号
圆刀片　　10 号
圆刀片　　12 号
弯刀片　　　　刀柄

图 2-1-2　手术刀的结构——刀片和刀柄的搭配

学习笔记

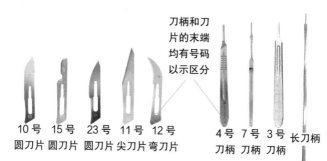

刀柄和刀片的末端均有号码以示区分

10号 15号 23号 11号 12号
圆刀片 圆刀片 圆刀片 尖刀片 弯刀片

4号 7号 3号 长刀柄
刀柄 刀柄 刀柄

图 2-1-3　手术刀的结构——刀片和刀柄的分类

刀柄和刀片通常分开消毒和存放，需要使用时再进行组装。组装手术刀时，不可徒手操作，以免割伤手指。选取合适的刀柄和刀片，使用持针器（或血管钳）以 45°角夹住刀片背部前中 1/3 处，使刀片中部的缺口对准刀柄前部的卡槽，稍向后上方提拉即可将刀片牢固嵌合于刀柄上。拆卸手术刀时，使用持针器（或血管钳）以 45°角夹住刀片背部中后 1/3 处，稍翘起刀片尾部，将刀片向前下方推下，即可将刀片与刀柄分离。在组装和拆卸手术刀时，应当特意注意使刀尖朝下（或在无人的空旷区域），以免刀片不慎弹出后造成误伤。

学习笔记

26

在传递手术刀时，传递者应当握住刀柄与刀片的结合部，将刀尖指向自己，将刀柄尾端递至对方的手中，以免造成误伤。

三、执刀方式

（1）执弓式：执弓式是最常用的一种执刀方式，拇指置于刀柄一侧，示指按于刀柄上方，剩余三指置于刀柄另一侧。整个前臂呈固定姿势，靠上臂和肩关节的活动带动手术刀进行操作，因此动作范围广而灵活。执弓式用于皮肤切口较长的手术，如胸部、腹部及四肢手术（图2-1-4）。

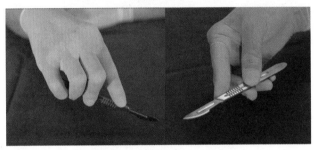

2-1-4　执刀方式——执弓式

学习笔记

27

（2）执笔式：执笔式因握持姿势类似于执笔而得名，特点为操作精确，能较好地控制刀的动度，其动作和力量主要在手指，因此动作轻柔。执笔式主要用于切口短小的手术及精细手术，如解剖血管、神经及切开腹膜的手术等（图2-1-5）。

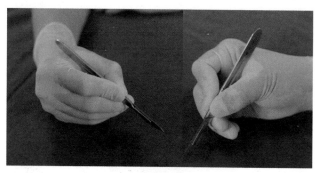

图2-1-5　执刀方式——执笔式

（3）握持式：全手握持刀柄，拇指位于刀柄一侧，其余四指位于刀柄另一侧，因此控刀比较稳定。靠肩关节的活动带动手术刀进行操作，因整个上肢用力，所以力量较大。

学习笔记

握持式主要用于组织坚厚，需要力量较大的切开，如截肢、肌腱切开、较长的皮肤切口等（图 2-1-6）。

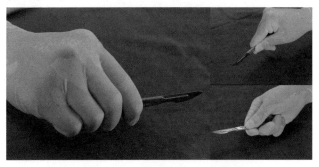

图 2-1-6　执刀方式——握持式

（4）反挑式：反挑式是执笔式的一种转换形式，不同之处在于刀刃向上，操作时先刺入，再反挑，以免损伤深部组织。活动点在手指和手腕，常用于空腔管道或脏器的切开，如脓肿、血管、气管、胆总管或输尿管等，切断钳夹的组织或扩大皮肤切口等（图 2-1-7）。

学习笔记

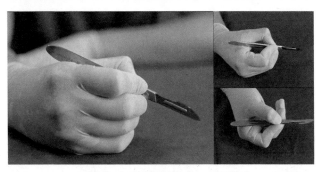

图 2-1-7　执刀方式——反挑式

四、使用方法

切割皮肤时，术者拇指和食指绷紧固定切口两侧皮肤，手术刀刀尖垂直刺入皮肤后，再转至与组织成 45° 斜角的方向，用刀刃均匀切开皮肤及皮下组织，直至预定切口的长度，再将刀转成 90° 与皮面垂直方向，将刀提出切口。切开时要掌握用刀力度，力求一次切开全层皮肤，使切口呈线状，切口边缘平滑，避免多次切割导致切口边缘参差不齐影响愈合。

学习笔记

切开时也不可用力过猛，以免误伤深部重要组织。皮下组织宜与皮肤同时切开，并须保持同一长度。

第二节 手术剪

一、结构与作用

手术剪根据用途不同，可分为组织剪和线剪 2 个大类；根据形态不同，分为直型、弯型、长型、短型。组织剪刀刃薄且锐利，前端圆钝，有直、弯两型，大小长短不一，主要用于解剖和分离组织，通常浅部手术操作用直型组织剪，深部手术操作一般使用中号或长号弯型组织剪。线剪又分剪线剪和拆线剪，剪线剪多为直剪，主要用来剪断缝线、敷料以及引流物等；拆线剪的一侧刀刃内有凹槽，一侧尖而直，主要用于拆除缝合线。线剪与组织剪的区别在于线剪刀刃较厚且钝，前端尖锐，使用时不能图方便，以组织剪代替线剪，以免损坏刀刃，缩短剪刀的使用寿命（图 2-2-1—图 2-2-4）。

学习笔记

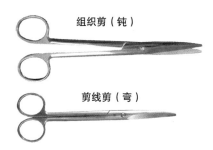

组织剪（钝）

剪线剪（弯）

图 2-2-1　手术剪的结构与作用（一）

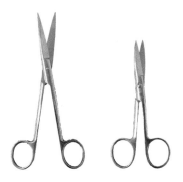

图 2-2-2　手术剪的结构与作用（二）

学习笔记

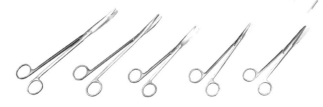

图 2-2-3　手术剪的结构与作用——长短弯各型组织剪

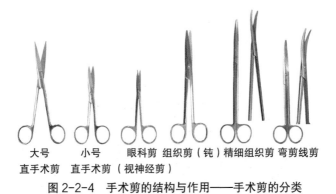

大号　　　小号　　　眼科剪　组织剪（钝）精细组织剪 弯剪线剪
直手术剪　直手术剪 （视神经剪）

图 2-2-4　手术剪的结构与作用——手术剪的分类

二、执剪方法

执剪一般采用指扣法，拇指和环指的末端指节分别扣入剪刀柄的两环，中指和小指放在无名指所扣剪环的前后起固定作用，示指向前方压在同侧剪刀柄近轴节处起固定和导向作用，拇指控制剪刀开合。初学者执剪常犯错误是将中指扣入指环，而这种错误的执剪方法不具有良好的三角形稳定作用，从而直接影响动作的稳定性。剪割组织时，一般采用正剪法，也可采用反剪法，有时为了增加稳定性，还可采用扶剪法（图 2-2-5）。

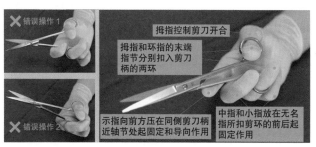

图 2-2-5　手术剪的执剪方法

学习笔记

三、使用方式

（1）正剪法：正剪法是最常用的使用方法，采用指扣法执剪，弯剪的弧度和前臂的弧度保持一致，操作时可直视尖端，避免损伤深部组织（图 2-2-6）。

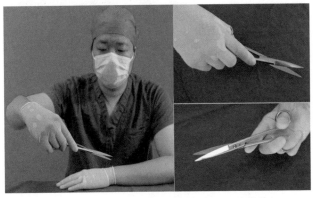

图 2-2-6　手术剪的使用方式——正剪法

学习笔记

（2）反剪法：在正剪时，有时需进行反向延长剪切，由正剪法转换为反剪法，仍采用指扣法执剪，只是手腕反向弯曲，示指屈曲在起支撑作用的同时一并按压剪刀轴节，起到固定作用，根据腕关节的调节起导向作用（图2-2-7）。

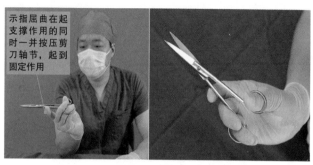

示指屈曲在起支撑作用的同时一并按压剪刀轴节，起到固定作用

图2-2-7 手术剪的使用方式——反剪法

（3）扶剪法：在正剪时，当进行一些精细操作时，为了增加稳定性，可用另一只手的示指扶住剪刀近轴节处，起到精确导向作用（图2-2-8）。

········ 学习笔记 ········

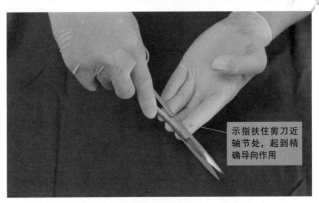

示指扶住剪刀近轴节处，起到精确导向作用

2-2-8　手术剪的使用方式——扶剪法

四、传递方式

剪刀传递时，术者示指、中指伸直，并做内收、外展的"剪开"动作，其余手指屈曲对握（图 2-2-9）。

--------------------- 学习笔记 ---------------------

37

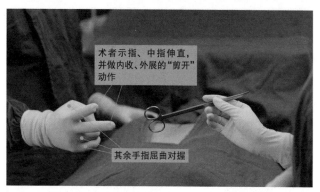

术者示指、中指伸直，并做内收、外展的"剪开"动作

其余手指屈曲对握

图 2-2-9　手术剪的使用方式——传递方式

第三节　血管钳

一、结构与作用

血管钳亦称止血钳，是一种主要用于钳夹血管或出血点，从而起到止血作用的器械。血管钳种类很多，依齿槽床的不

-------- 学习笔记 --------

同可分为弯、直、直角、弧形、有齿、无齿等，在靠近指环处均有固定闭合血管钳的锁扣。直血管钳主要用于浅部手术操作，深部手术操作主要使用弯血管钳。此外，临床上有时还将血管钳用于夹持组织、钝性分离、拔出缝合针、牵引缝线或代替手术镊使用（图2-3-1）。

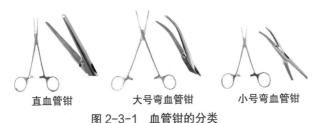

直血管钳　　　　　大号弯血管钳　　　　小号弯血管钳

图 2-3-1　血管钳的分类

二、分类

（1）蚊式血管钳：分为弯、直两种，是一种细小精巧的血管钳，可做微细解剖或钳夹小血管，用于脏器、面部及整形等手术的止血，不宜用于大块组织的钳夹（图2-3-2）。

学习笔记

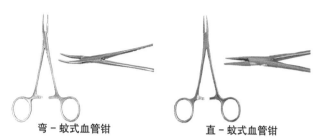

弯-蚊式血管钳　　　　　　　　直-蚊式血管钳

图 2-3-2　血管钳的分类——蚊式血管钳

（2）直血管钳：用以夹持皮下及浅层组织出血、协助拔针等（图2-3-3）。

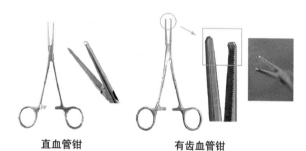

直血管钳　　　　　　　　有齿血管钳

图 2-3-3　血管钳的分类——直血管钳和有齿血管钳

---------- 学习笔记 ----------

（3）弯血管钳：用以夹持深部组织或内脏血管出血，有长、中、短3种型号（图2-3-4）。

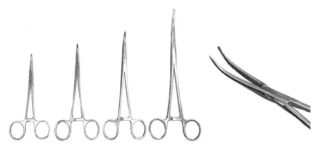

图2-3-4 血管钳的分类——弯血管钳

（4）有齿血管钳：用以夹持较厚组织及易滑脱组织内的血管出血，如肠系膜、大网膜等，也可用于切除组织的夹持、牵引，其前端齿可防止滑脱，但对组织的损伤较大，不能用作一般的止血。

三、使用方式

血管钳一般采用指扣法，类似于使用手术剪，将拇指和

学习笔记

环指的末段指节分别扣入两侧钳柄，中指和小指放在环指所扣钳柄的前后起固定作用，示指向前方压在同侧钳柄近轴节处起固定和导向作用，依靠手指控制血管钳的开合，两侧钳柄用力互相挤压即可闭合锁扣，根据锁扣齿槽的位置，钳夹的力度不同。初学者执剪常犯错误是将中指扣入钳柄，这种持钳方法不具有良好的三角形稳定作用，从而直接影响动作的稳定性。当使用血管钳止血时，尖端应与组织垂直，夹住出血血管断端，尽量少夹附近组织。有时钳柄会自动松开，造成出血，应警惕。使用前应检查前端横形齿槽两页是否吻合，不吻合者不用，以防止血管钳夹持组织时发生滑脱。

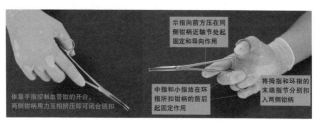

图 2-3-5　血管钳的使用方式

学习笔记

代镊使用：当使用血管钳代替手术镊时，应注意避免夹持皮肤、脏器及较脆弱的组织，且绝不可扣紧钳柄上的齿槽，以免造成组织损伤。血管钳代替镊子使用时持法较复杂，掌握较困难。拇指和示指末端指节分别扣入两侧钳柄，中指屈曲按压示指所扣指环下方的钳柄处，环指伸直外顶同侧钳柄，通过手指活动控制血管钳开合，一般为虚夹（图2-3-6）。

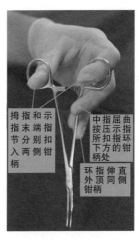

拇指和示指末端指节分别扣入两侧钳柄

中指屈曲按压示指所扣指环下方的钳柄处

环指伸直外顶同侧钳柄

图 2-3-6　血管钳的使用方式——代镊使用

学习笔记

　　松开血管钳时左右手操作不同。右手松血管钳时有 2 种方法：若指扣法持钳，两侧指环用力互相挤压并稍向前后错开即可松开；若是掌握法持钳，同持针器掌握法，小鱼际所扣钳柄固定不动，利用拇指末端指节挤压并向内侧推钳柄与指环连接处即可松开。左手松血管钳方法：拇指和示指捏住血管钳 – 侧钳柄与指环连接处，中指挤压并侧推另侧钳柄与指环连接处即可松开，环指末端指节同时扣入另一侧指环防止弹出。

四、传递方式

　　血管钳的传递：术者掌心向上，拇指外展，其余四指并拢伸直，传递者握血管钳前端，以柄环轻敲术者手掌，传至术者手中（图 2–3–7）。

松开血管钳的方法

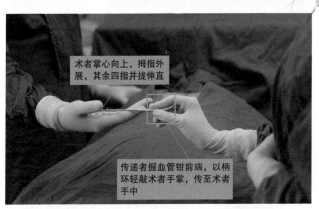

术者掌心向上，拇指外展，其余四指并拢伸直

传递者握血管钳前端，以柄环轻敲术者手掌，传至术者手中

图 2-3-7　血管钳的使用方式——传递方式

第四节　持针钳

一、结构与作用

持针钳亦称持针器，是一种主要用于夹持缝合针来缝合组织的器械，也可用于器械打结。持针钳的基本结构与血管

-------- 学习笔记 --------

45

钳类似，差别在于持针钳前端齿槽床较短而钳柄较长，夹持力量较血管钳大，且持针钳前端齿槽床内有呈菱形的交叉齿纹，使夹持缝合针稳定，不易滑脱。使用时将持针钳的尖端夹住缝合针的中、后 1/3 交界处为宜，多数情况下夹持的针尖应向左，特殊情况可向右，缝合线应重叠 1/3，并可将缝合线重叠部分放于持针钳针嘴内，以便于操作。若夹在齿槽床的中部，则缝合针容易弯曲变形，甚至折断（图 2-4-1）。

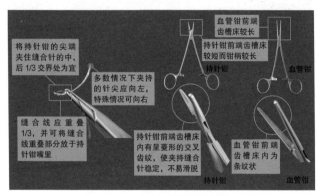

图 2-4-1　持针钳的结构与作用

------ 学习笔记 ------

二、执钳方法

（1）指扣法：与使用血管钳时采用的指扣法相同，是最传统的持钳方法，将拇指和环指的末段指节分别扣入两侧钳柄，中指和小指放在环指所扣钳柄的前后起固定作用，示指向前方压在同侧钳柄近轴节处起固定和导向作用，以手指活动力量来控制持针钳关闭，并控制其张开与合拢时的动作范围，夹持缝合针后闭合锁扣即可进行缝合操作（图2-4-2）。

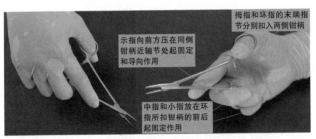

图 2-4-2　持针钳的执钳方法——指扣法

.... 学习笔记 ....

（2）掌握法：又叫"把抓式"或"满把抓"，即用手掌握持持针钳，一侧指环紧贴大鱼际，并将拇指末端指节压在该侧钳柄末端，中指、环指及小指并拢屈曲，将另一侧指环压向小鱼际并固定于掌中，示指压在同侧钳柄近轴节处起固定和导向作用。利用拇指和掌指关节的活动来控制持针钳钳柄上的齿扣，拇指末端指节与对侧掌指相互挤压闭合持针钳，再次挤压并向前后错开指环连接处即可松开。掌握法操作较困难，需经过长时间训练才能熟练掌握，但优点较多：持针钳在掌中可进行任意调整，方便改变缝合针的方向，使用广泛（图2-4-3）。

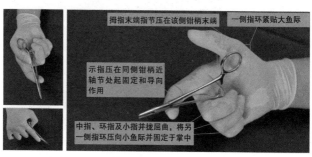

拇指末端指节压在该侧钳柄末端　　　一侧指环紧贴大鱼际

示指压在同侧钳柄近轴节处起固定和导向作用

中指、环指及小指并拢屈曲，将另一侧指环压向小鱼际并固定于掌中

图2-4-3　持针钳的执钳方法——掌握法

学习笔记

（3）掌指法：又叫"单扣式"，即拇指末端指节套入一侧指环内，中指、环指及小指并拢屈曲将另一侧指环压向小鱼际并固定于掌中，示指压在同侧钳柄近轴节处起固定和导向作用，利用拇指上下活动控制持针钳的张开和闭合（图2-4-4）。

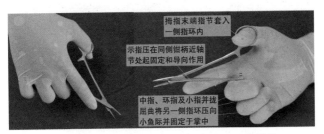

拇指末端指节套入一侧指环内

示指压在同侧钳柄近轴节处起固定和导向作用

中指、环指及小指并拢屈曲将另一侧指环压向小鱼际并固定于掌中

图 2-4-4　持针钳的执钳方法——掌指法

三、传递方式

持针钳的传递：传递者握住持针钳中部，将柄端递给术

学习笔记

者。在持针钳的传递和使用过程中切不可刺伤其他手术人员（图2-4-5）。

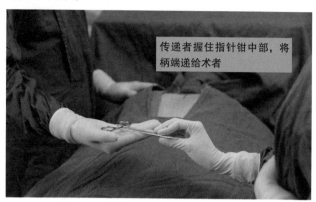

传递者握住指针钳中部，将柄端递给术者

图2-4-5　持针钳的执钳方法——传递方式

第五节　其他常用钳类器械

（1）持物钳：又叫卵圆钳，有直、弯2种，根据钳端不同可分为有齿纹、无齿纹2种。有齿纹的主要用以夹持、

学习笔记

50

传递已消毒的手术器械和物品，也可用于夹持敷料做手术区域皮肤的消毒；无齿纹的用于夹持脏器，协助暴露(图2-5-1)。

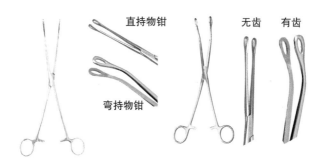

直持物钳　　无齿　有齿

弯持物钳

图 2-5-1　其他常用钳类器械——持物钳

（2）布巾钳：前端弯而尖，形似螃蟹的大螯，能交叉对合，用于固定手术切口周围的无菌单，防止无菌单术中移动。随着手术贴膜的普及，布巾钳现已很少使用。

（3）组织钳：又叫鼠齿钳或 Allis 钳，前端稍宽，有一排细齿似的小耙，闭合时互相嵌合，可防止滑脱，对组织的损伤较血管钳更轻，用以夹持较为坚韧的组织及易滑脱的组织，也用于牵引待切除的组织，不宜夹持内脏等脆弱的组织（图2-5-2）。

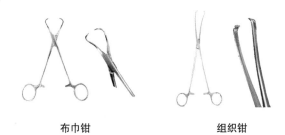

布巾钳   组织钳

图2-5-2 其他常用钳类器械——布巾钳和组织钳

（4）蚊式血管钳：细小精巧，可进行短距离精细操作，用于颜面部、四肢等表浅部位的手术。

（5）直角血管钳：钳端呈直角，用于游离和绕过血管、胆管及输尿管等管道组织的后壁。

（6）无损伤血管钳：凹槽的齿较细、较浅，弹性较好，对组织的挤压作用及对血管壁、血管内膜的损伤均较轻，用于血管手术的操作（图2-5-3）。

学习笔记

直角血管钳　　　　无损伤血管钳

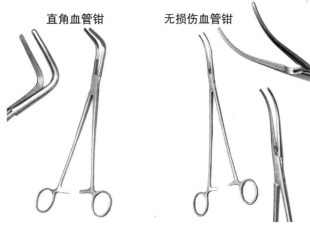

图 2-5-3　其他常用钳类器械——直角血管钳和无损伤血管钳

（7）肠钳：钳叶扁平有弹性，凹槽面有细纹，无齿，其臂较薄，轻夹时两钳页间有一定的空隙，对肠管的损伤较小，用于夹持肠管，可暂时阻断肠壁内的血流和闭合管腔（图2-5-4）。

-------------------------------- 学习笔记 --------------------------------

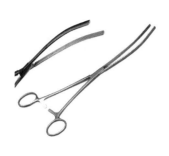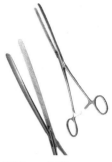

图 2-5-4　其他常用钳类器械——肠钳

第六节　手术镊

一、名称与作用

手术镊主要用于夹持或提取组织，辅助分离、剪开、切割和缝合等操作，也可用来夹持缝合针或各种敷料等。手术镊的种类较多，根据大小分为不同型号，根据镊的尖端不同，

学习笔记

分为有齿镊和无齿镊（平镊）2 种。此外，还有为专科设计的特殊手术镊。

二、分类

（1）有齿镊：又叫组织镊，其前端有齿，齿分为粗齿与细齿。粗齿镊用于夹持坚韧的组织，如提起皮肤、皮下组织、筋膜等；细齿镊用于肌腱缝合、整形等精细手术（图 2-6-1）。

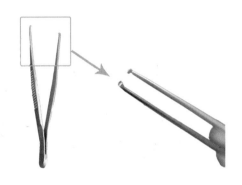

图 2-6-1　手术镊的分类——有齿镊

学习笔记

（2）无齿镊：又叫平镊或敷料镊，其前端平，无钩齿，对组织的损伤较轻，用于夹持脆弱的组织、脏器及敷料。无齿镊分尖头和平头 2 种，平头镊用于脆弱组织、脏器的夹持，尖头镊用于神经、血管等精细组织的夹持。浅部操作时用短镊，深部操作时用长镊 '（图 2-6-2）。

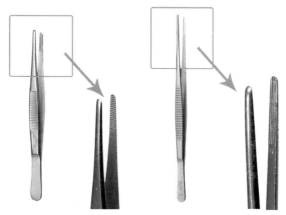

图 2-6-2　手术镊的分类——无齿镊

学习笔记

三、持镊方法

正确的持镊姿势是拇指对示指与中指,把持二镊脚的中部,稳而适度地夹住组织。错误的执镊方法既影响操作的灵活性,又不易控制夹持力度大小(图2-6-3)。

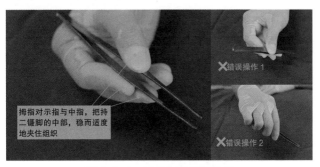

拇指对示指与中指,把持二镊脚的中部,稳而适度地夹住组织

✕错误操作1

✕错误操作2

图2-6-3　手术镊的持镊方法

学习笔记

第七节 牵引钩

一、名称与作用

牵引钩又被称为牵开器或拉钩，常在外科手术中用以牵开组织，显露手术视野，以便于探查和操作。牵引钩根据使用方式不同，可分为手动拉钩和自动拉钩 2 个大类，每类牵引钩有不同的形状和大小规格，术中可以根据实际需要选择合适的牵引钩。

二、分类

（1）皮肤牵引钩：因外形如爪状或耙状，又称为爪形牵开器或耙状牵开器，主要用于浅表手术的皮肤牵开。

（2）阑尾牵引钩：又称为钩状牵开器，用于阑尾、疝等手术时牵拉腹壁（图 2-7-1）。

---------------- 学习笔记 ----------------

皮肤拉钩　　　　　　　**阑尾拉钩**

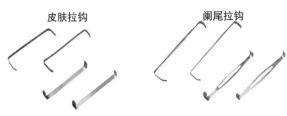

图 2-7-1 牵引钩的分类——皮肤牵引钩和阑尾牵引钩

（3）甲状腺牵引钩：因呈平钩状，亦称为直角牵引钩，最早用于甲状腺手术的牵拉暴露，目前也可用于其他部位手术，如腹部手术做腹壁切开时用以牵开皮肤、皮下组织、肌肉和筋膜等。

（4）腹腔平头牵引钩：因外形呈较宽大的平滑钩状，又被称为方钩，用于牵拉较大范围的皮肤、肌肉、肠管等，如腹腔手术。

（5）"S"状牵引钩：是一种呈"S"形的深部拉钩，又被称为弯钩，适用于胸腹腔深部手术的视野暴露，有大、中、小、宽、窄之分。使用该牵引钩时，应以纱垫将牵引钩与组织隔开，拉力应均匀，不应突然用力或用力过大，以免损伤

-------- 学习笔记 --------

组织，正确持牵引钩的方法是掌心向上（图 2-7-2）。

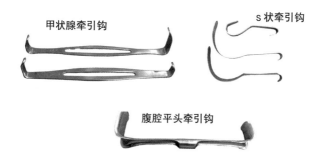

图 2-7-2　牵引钩的分类——甲状腺牵引钩、腹腔平头牵引钩和"s"状牵引钩

（6）自动牵引钩：又叫自动固定牵开器，也称自持性拉钩，如二叶式、三叶式自动牵开器。自动牵引钩能充分显露术野，同时能明显减轻手术助手的劳动强度，胸腔、腹腔、盆腔以及颅脑等部位的所有手术均可使用（图 2-7-3)。

学习笔记

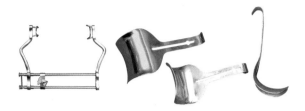

图 2-7-3　牵引钩的分类——自动牵引钩

（7）全方位手术牵引钩：是一种新型自动牵引钩，能充分显露手术野，可节省 1 ～ 2 名手术助手，并明显减轻手术助手的劳动强度。全方位手术牵引钩适用于上腹部、盆腔及腹膜后手术，如肝移植术、肾移植术、全胃切除术、胰十二指肠切除术、脾切除术、肝肿瘤切除术、贲门周围血管离断术及膀胱手术和前列腺手术等。

·········· 学习笔记 ··········

三、持钩方法

使用牵引钩时，应掌握正确的持钩方法和使用方法，牵引钩下方应衬垫盐水纱布垫或湿治疗巾，特别是在使用腹腔牵引钩时更应注意。敷料衬垫可以帮助显露术野，保护周围器官及组织免受损伤。使用手持牵引钩时，牵引动作应轻柔，避免用力过猛，根据术者的意图及手术进程及时调整牵引钩的位置，以达到最佳显露。

第八节　缝合针

一、结构与作用

缝合针简称缝针，通常搭配缝合线在外科手术中用于各种组织的缝合，通常由针尖、针体和针尾三部分组成。针尖部分的形状分为圆形、三角形及铲形三种，针体部分的形状也分为近圆形、三角形及铲形三种，一般针体前半部分为三

-------- 学习笔记 --------

角形或圆形，后半部分为扁形，方便持针钳牢固钳夹，针尾部分有一个针眼，用于引线，分有眼型、劈叉型和嵌合型。

二、分类

根据缝合针的大小不同，其可以分为许多不同型号，根据针尖与针尾两点间有无弧度，缝合针又分为直针、半弯针和弯针，根据针尖横截面的形状，缝合针又分为角针、圆针和铲形针。手术中可根据实际需要，选择合适的缝合针。

（1）直针：适用于宽敞式浅部操作时的缝合，如腹腔手术时胃肠道黏膜的缝合，有时也用于肝的缝合。

（2）弯针：临床应用最广，其操作较为灵便，适用于深部组织的缝合或缝合部位的空间较为狭小。根据弧度不同分为 1/2 弧度、5/8 弧度和 3/8 弧度等。几乎所有组织和器官均可选用不同大小、弧度的弯针进行缝合，弧度小者适用于浅部组织，弧度大者适用于深部组织（图 2-8-1）。

-------------------------------- 学习笔记 --------------------------------

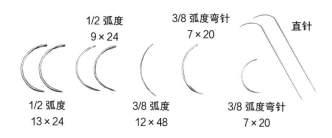

图 2-8-1 缝合针的分类——弯针和直针

注：缝合针规格标示为直径 × 弦长，如 13×24 表示直径 1.3mm，弦长为 24mm。

（3）圆针：针尖及针体的截面均为圆形，对组织的损伤小，但穿透力弱，多用于缝合一般软组织和内脏等阻力较小的组织，如胃肠壁、血管、筋膜、腹膜和神经等。

（4）三角针：针尖前半部为三角形（三棱形），较锋利，能穿透较坚韧的组织，用于缝合皮肤、韧带、软骨和瘢痕等组织，但损伤性较大，不宜用于颜面部皮肤缝合（图 2-8-2）。

···· 学习笔记 ····

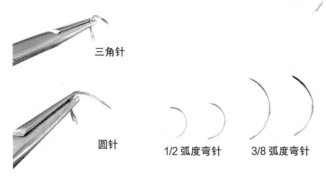

图 2-8-2　缝合针的分类——三角针和圆针

（5）铲形针：针尖前半部形如铲，主要用于眼角膜的缝合。

（6）无损伤缝合针：其特点为针线一体，其针尖部分和针体部分与普通缝合针相似，在针尾部分镶嵌与针体粗细相似的缝合线。无损伤缝针缝合时对组织所造成的损伤较小，并可防止缝合线脱针，使用起来较为方便。该针主要用于血管、胆管、输尿管以及神经外膜等精细组织的缝合，在腔镜手术和显微外科等部分外科手术中广泛应用（图 2-8-3）。

-------- 学习笔记 --------

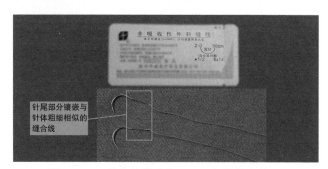

针尾部分镶嵌与针体粗细相似的缝合线

图 2-8-3　缝合针的分类——无损伤缝合针

三、使用方法

临床上应根据不同部位和组织的结构特点选择合适的缝合针，原则上应在条件允许的前提下选用针径较细者，其损伤较少，但针径过细容易断针，故应合理选用。

缝合时，持针钳前 1/3 夹持缝合针中后 1/3 处，穿线，缝线重叠约 1/3，进针、出针与皮肤或皮下组织垂直。两创缘组织缝合宽度要一致，由一侧切口近底部出针，再由对侧切口近底部进针，创缘对合要准确严密，不留死腔。此外，

学习笔记

缝合针的使用方法

在使用弯针缝合时，应顺弯针弧度从组织拔出，否则易折断。

第九节　缝合线

一、名称与作用

缝合线简称缝线，通常搭配缝合针在外科手术中用于各种组织的缝合，也可单独用于结扎血管和固定引流物。手术所用的缝合线应具备下列条件：有一定的张力，易打结，组织反应小，无毒，不致敏，无致癌性，易灭菌和保存。

根据是否可以被人体吸收，缝合线分为可吸收缝合线和不可吸收缝合线 2 类。

（一）可吸收缝合线

可吸收缝合线主要由哺乳动物的胶原蛋白或人工合成的聚合物制备而成，用于暂时性地维系切口的对合，直到切口愈合到足以承受正常的张力为止。其可被人体吸收分解而不

.... 学习笔记 ....

残留，目前常见的可吸收缝合线主要是羊肠线和合成纤维线。

1. 羊肠线

简称肠线，由羊的小肠黏膜下层制成，其优点是可被人体吸收、不留异物。肠线常用于缝合不适宜有异物长期存留的组织，也可用于被感染的深部创口的缝合。但由于肠线属于异种蛋白，易诱发组织反应，使用过多、过粗的肠线时，创面炎性反应明显。肠线有普通和铬制 2 种。普通肠线吸收时间较短 (4 ~ 5 天)，多用于结扎及皮肤缝合；铬制肠线吸收时间长 (14 ~ 21 天)，用于缝合深部组织。各种组织对肠线的吸收速度不同，腹膜吸收最快，肌肉次之，皮下组织最慢。根据粗细的不同将肠线分为不同型号，正号数越大表示缝线越粗，张力强度越大；"0"数越多的线越细，张力强度越小。一般多用 4/0 ~ 2 号肠线，直径为 0.02 ~ 0.6mm，相邻的编号之间直径多相差 0.08mm。目前，肠线主要用于内脏的黏膜层缝合，如胃、肠、膀胱、输尿管、胆管等，一般用 1–0 至 4–0 的铬制肠线。此外，较粗的铬制肠线（如 0 ~ 2 号）则常用于缝合深部组织或感染的腹膜。在感染的创口中使用肠线，

学习笔记 ....

可减少难以愈合的窦道的出现。

使用肠线时，应注意以下问题：肠线质地较硬，使用前应用盐水浸泡使其变软，但不可用热水或浸泡时间过长，以免影响质量；不能直接钳夹肠线，也不可将肠线扭折，以免劈裂易断；肠线较硬、较粗且光滑，结扎时需要三叠结。剪线时线头应留较长，否则线结易松脱；胰腺手术时，不用肠线结扎或缝合，因肠线可被胰液消化吸收，进而继发出血或吻合口破裂；原则上尽量选用细肠线。

2. 合成纤维线

合成纤维线主要由高分子化合物制成，其优点包括：组织反应轻、抗张力较强、吸收时间长、有抗菌作用。这类线因富有弹性，结扎时需用三重或更多重的结。常用的有德胜（Dexon），外观呈绿白相间、多股紧密编织而成的针线一体线，粗细从 6-0 ～ 2 号线，抗张力强度高，不易拉断，柔软平顺，容易进行外科打结，操作手感好，并且水解后产生的羟基乙酸有抑菌作用，60 ～ 90 天完全吸收。薇乔（Vicryl）有保护薇乔和快薇乔 2 种，保护薇乔特点是通过水解可在 56 ～ 70

学习笔记

天内完全吸收，缝线周围组织反应极小，无异物残留，体内张力强度高可支持伤口 28 ~ 35 天，操作和打结方便，涂层纤维消除了缝线的粗糙边缘，对组织的拖带和损伤很小。快薇乔是吸收最快的人工合成缝合线，其特点是术后第 14 天时张力强度迅速消失，初始强度与丝线和肠线相仿，组织反应极小，合二为一的圆体角针对肌肉和黏膜损伤较小，特别适合于浅表皮肤和黏膜的缝合。此外，还有迈胜 (聚甘醇碳酸)、普迪思 (聚二氧杂环己酮) 和 PVA(聚乙酸维尼纶) 等缝线也各有其优点（图 2-9-1）。

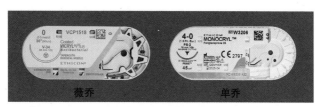

薇乔　　　　　单乔

图 2-9-1　缝合线的名称与作用——合成纤维线

（二）不可吸收缝合线

由金属、人工合成的有机纤维或天然纤维通过旋转、捻搓或编织等方法制成的单股或多股纤维的丝线，不能被人体所消化或水解，包括丝线、棉线、不锈钢丝、尼龙线、钽丝、银丝、麻线等数十种。根据缝合线张力强度及粗细的不同亦分为不同型号，正号数越大表示缝合线越粗，张力强度越大，"0"数越多的线越细（图2-9-2）。

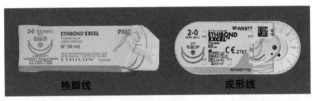

换瓣线　　　　　　成形线

图2-9-2　缝合线的名称与作用——不可吸收缝合线

1. 丝线和棉线

丝线和棉线为天然纤维纺成，表面常涂有蜡或树脂。丝线是目前临床上最常用的缝合线，其优点是组织反应小、质软，易打结且不易滑脱，抗张力较强，能耐高温灭菌，价格低。缺点是会成为组织内永久性异物，伤口感染后易形成窦道，胆管、泌尿道缝合可致结石形成。棉线的用处和抗张力均不及丝线，但组织反应较轻，抗张力保持较久，用法与丝线相同。根据临床需要选用适合的缝合线，0～3/0 为细丝线，适用于一般的结扎与缝合，5/0～7/0 为最细丝线，用于血管神经的缝合，1～4 号常称中号丝线，多用于皮肤、皮下组织、腹膜、筋膜等的缝合，4 号以上为粗丝线，常用于结扎大血管，减张缝合（图 2-9-3）。

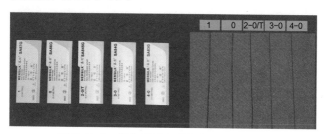

图 2-9-3　缝合线的名称与作用——丝线

2. 金属线

金属线为合金制成，有不锈钢丝和钽丝，具备灭菌简易、刺激较小、抗张力大等优点，但不易打结。金属线常用于缝合骨、肌腱、筋膜，减张缝合或口腔内牙齿固定等。

3. 不吸收合成纤维线

不吸收合成纤维线包括尼龙、锦纶、涤纶、普罗伦(prolene)

等，优点是光滑、不吸收、组织反应小、抗拉力强，可制成很细的丝，多用于微小血管缝合及整形手术。其缺点是质地稍硬，线结易松脱，结扎过紧时易在线结处折断，因此不适合有张力的深部组织的缝合（图2-9-4）。

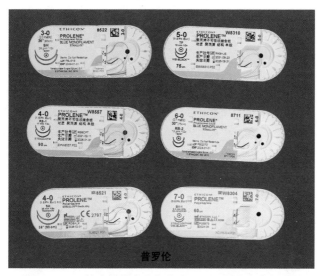

图 2-9-4　缝合线的名称与作用——不吸收合成纤维线

------- 学习笔记 -------

（三）特殊缝合材料

随着科学技术的进步和医学知识的发展，已有多种切口黏合材料可以用来代替缝合针和缝合线。目前，特殊缝合材料主要有外科拉链、医用黏合剂和外科缝合器等，其优点是使用方便、快捷，切口愈合后瘢痕很小，缺点是价格比较昂贵。

1. 外科拉链

外科拉链由两条涂有低变应原粘胶的多层微孔泡沫支撑带组成，中间是一条拉链，其两边的串带缝合在支撑条内。在使用时将两边的串带分别粘贴于伤口两侧的皮肤上，最后收紧拉链并盖以无菌干纱布。其优点是无创、无痛，伤口自然愈合，无缝合线和闭合钉的痕迹，无需拆线，伤口愈合更加美观。外科拉链通常适用于较整齐的撕裂伤口或手术切口的闭合，但不适用于身体毛发多、自然分泌物多以及皮肤或肌肉组织损失过多的伤口。

2. 医用黏合剂

α-氰基丙烯酸酯同系物经变性而制成的医用黏合剂，近年广泛应用于临床，为无色或微黄色透明液体，有特殊气味。医用黏合剂具有快速高强度黏合作用，可将软组织紧密黏合，促进愈合。黏合时间 6 ～ 14s，黏合后可形成保护膜，维持 5 ～ 7 天后自行脱落。医用黏合剂主要用于各种创伤、手术切口的黏合，具有不留针眼瘢痕、促进组织愈合、止血、止痛和抗感染等作用。

3. 外科缝合器

外科缝合器又称为吻合器或钉合器，以消化道手术使用最为普遍。吻合器种类很多，根据功能和使用部位的不同，可分为管型吻合器、线型吻合器、侧侧吻合器、荷包缝合器及皮肤缝合器。根据手术的需要可选择不同种类、不同型号的吻合器。吻合器的优点是节省时间、对合整齐和金属钉的组织反应轻微，缺点是由于手术区的解剖关系和各种器官性状不同，吻合器不能通用，所以只能在一定范围内使用，有时可能会发生钉合不全。尽管吻合器技术先进，临床上应用日益广泛，但手法缝合仍是最基本和常用的方法，一定要熟练掌握（图 2-9-5）。

⋯⋯⋯⋯⋯⋯ 学 习 笔 记 ⋯⋯⋯⋯⋯⋯

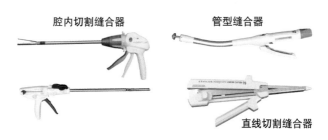

腔内切割缝合器　　　　　　　管型缝合器

直线切割缝合器

图 2-9-5　特殊缝合材料——外科缝合器

二、使用原则

　　临床上应根据不同部位和组织的结构特点选择合适的缝合针，原则上应在条件允许的前提下选用针径较细者，损伤较少，但针径过细容易断针，故应合理选用。此外，在使用弯针缝合时，应顺弯针弧度将针从组织拔出，否则易折断。

学习笔记

第三章

外科打结、剪线

　　打结是外科手术所需的最基本操作技能，外科手术中的止血、缝合和固定等操作均需要通过结扎来完成。正确的打结方法是打结牢固的关键，错误的打结方法可能导致线结松动、组织撕裂，甚至术后结扎线脱落致出血或切口裂开，给患者带来痛苦或危及生命。

第一节　打结

一、结的类型

　　（1）单结：外科结的基本组成部分，仅绕1圈，用于暂时阻断，但易松脱不宜单独用于永久结扎。

―――――――― 学习笔记 ――――――――

单结

（2）方结（平结）：由 2 个相反方向的单结重叠而成，牢固可靠，是外科手术中最常用的结扎方式，适用于小血管、较少组织以及各种缝合的结扎。方结是医学生需要重点掌握，也是技能考核中最常用的打结类型。

（3）三重结（三叠结）：在方结之后再加 1 个单结，第三个节与第一个节相同。这种方式使得结更加牢固，适用于较大的血管和张力较大组织的结扎。肠线、尼龙线等线较为光滑，一般方结不够牢固，因此也常使用此种打结方法，有时需要采用多重结防止滑脱。

（4）外科结：在打第一个结时，缝合线相互缠绕 2 次，以增加线间的摩擦力，再打第二个结使得缝合线更加不易松动，比较牢固。外科结适用于较大的血管、张力较大组织的结扎和固定引流管。外科结打结比较麻烦及费时，故较少使用。

（5）滑结：在打方结时，左右手拉线时用力不均，一紧一松，或者只拉紧一侧线头而用另外一侧线头打结，导致两侧缝合线不能相互缠绕，容易滑脱。

（6）假结：由同一方向的 2 个单结组成，张力仅为方结的 1/10，结扎后易滑脱而不宜采用。滑结与假结容易滑脱，

学习笔记

方结（平结）　三重结（三叠结）　外科结　滑结　假结

不宜用于外科结扎。

二、递线

递线一般分为器械递线和徒手递线 2 种，左右手均可递线，助手配合完成操作。徒手递线一般用于浅表组织的结扎，左手持线，右手挂线后递至左手。

深部组织的操作空间较小，所以徒手挂线难度较大，通常需要器械辅助。器械递线多用于深部组织的结扎，左手血管钳前端夹持缝合线，右手持线保持一定张力，绕过钳夹组织的血管钳前端，挂线后将线递至右手。助手用血管钳夹持组织时钳尖应适当超过组织，使缝合线可以有效绕过要结扎的组织。挂线时，持线的手保持一定的张力，但不应过紧，否则可能切割组织。

三、打结方法

（1）单手打结：一手持线辅助牵拉，另一手通过持线、

学习笔记

递线　　单手打结

钩线、挑线及拉线等动作，使手术缝合线两端相互交叉缠绕，并向对侧拉紧，左右手均可操作。单手打结根据操作手指不同可分为"示指打结"和"中指打结"2种。示指打结时，拇指和中指持线，与对侧线相交后，示指挑线、钩线后拉线，打结这一侧手在操作过程中始终手掌朝下，此种打结方法也可称为"正手打结"。中指打结时，拇指和示指持线，与对侧线相交后，中指挑线、钩线后拉线，打结这一侧手在操作过程中始终手掌朝上，此种打结方法也可称为"反手打结"。

单手打结操作简便迅速，应用最为广泛，在打第二个结时，第一个结容易松开，所以在结扎张力较大和重要组织时不宜使用，也不适用于深部组织结扎。

（2）双手打结：左右手同时操作或相互配合完成打结，此种打结方法操作复杂，但牢固可靠，多用于张力较大或深部组织结扎等特殊情况，如张力打结和深部打结。

（3）器械打结：使用血管钳或持针钳于缝合线内侧缠绕较长端后夹持缝合线较短端，向较短端的对侧拉紧。器械打结适用于缝合线太短，徒手打结有困难及深部组织结扎，徒手打结空间受限等情况。其优点是可节省缝合线、节省穿

学习笔记

双手打结　　　器械打结

线时间，缺点是组织张力较大时不易扎紧，不宜采用。

四、注意事项

（1）打结主要运用拇指、示指和中指末端指节，才能做到操作简单、轻巧而快速。

（2）手法打结前调整两端缝合线长度，张力一致，两端缝合线相互交叉、缠绕并向对侧拉紧，与结扎组织的方向要垂直。

（3）无论用何种方法打结，相邻2个单结的方向必须相反，否则就成假结。如果是滑线，当组织有张力时，打相反结时第一个结可能出现松脱，因此通常是同个方向连打3个单结，有助于拉紧线，然后再打相反的单结。

（4）在结扎张力较大的组织时，打第二个单结过程中须注意第一个单结不要松弛，必要时助手可辅助用血管钳夹持第一个结扣和周围少许组织，待第二个单结收紧时，再移去血管钳。如组织可耐受一定的张力，可直接进行张力打结。

（5）打结应在直视下进行，根据结扎的部位、组织掌握

学习笔记

打结的力度，避免线结太松或太紧切割组织。

（6）结扎血管必须牢靠，以防滑脱，对较大血管应予缝扎或双重结扎止血。打结时止血钳不能松开过快，否则会导致结扎部位的线结脱落或结扎不完全造成出血。

第二节　剪线

打结完成后，操作者将双线尾并拢提起，助手右手持剪，前端稍张开靠住缝合线，沿着缝合线下滑至线结的上缘，将剪刀向上倾斜适当的角度，将缝合线剪断。剪刀倾斜的角度越大，遗留的线头越长；角度越小，遗留的线头越短。线头留取的长度取决于结扎组织的类型、部位、张力大小及缝合线种类等多种因素。埋在组织内的线结，在不引起松脱的原则下，线头越短越好，以减少组织的线头反应。丝线线头一般保留 1～2mm，可吸收线线头一般保留 3～4mm，尼龙线线头一般保留 5～10mm。体外结扎后为方便拆线，线头一般保留 5～10mm。

丝线摩擦力相对较大，线头反应较大，因此线头可以较

⋯⋯⋯⋯⋯⋯⋯⋯ 学习笔记 ⋯⋯⋯⋯⋯⋯⋯⋯

剪线

短。尼龙线摩擦力较小,线头反应较轻,因此线头要适当延长,避免松结。

第四章

外科常用缝合方法

外科缝合的目的是促进伤口愈合。伤口缝合后由于切口对合紧密，肉芽组织生长较快，切口可在较短时间达到临床愈合，不容易形成瘢痕；没有缝合的伤口，新生肉芽生长缓慢，切口间隙较大，需要较长的时间才能够完全愈合，容易形成疤痕。伤口缝合后伤口和外界没有直接相连，外界细菌不容易进入伤口内，所以伤口不容易发生感染；没缝合的伤口，外界细菌和创面相通，会造成外界的细菌进入创面内，引起创面内的感染。

操作规程

一、操作前准备

（1）了解各种型号缝合线的规格和临床常规用途。

································ 学习笔记 ································

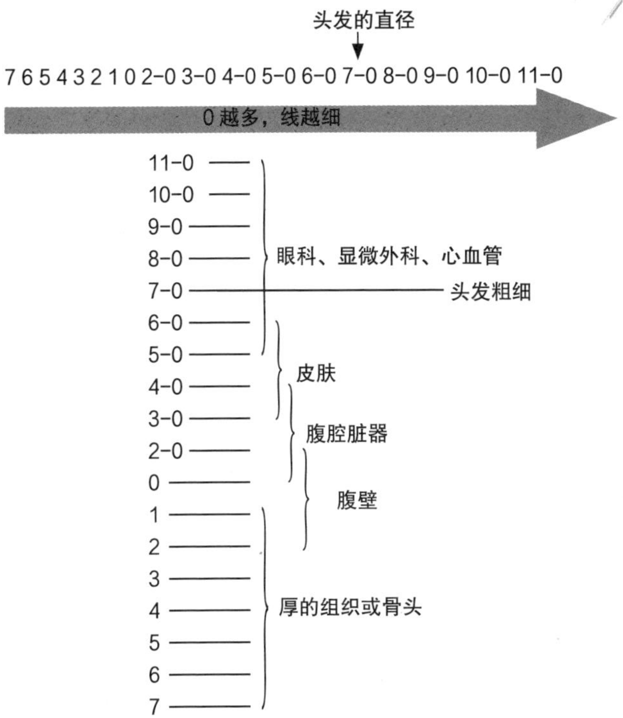

头发的直径

7 6 5 4 3 2 1 0 2-0 3-0 4-0 5-0 6-0 7-0 8-0 9-0 10-0 11-0

0越多，线越细

11-0 ——
10-0 ——
9-0 ——
8-0 —— } 眼科、显微外科、心血管
7-0 ———————————— 头发粗细
6-0 ——
5-0 ——
4-0 —— } 皮肤
3-0 —— } 腹腔脏器
2-0 ——
0 —— } 腹壁
1 ——
2 ——
3 ——
4 —— } 厚的组织或骨头
5 ——
6 ——
7 ——

图 4-1-1 各种型号缝合线的规格和临床常规用途

学习笔记

（2）了解各种缝合针的规格和用途：手术缝合针由针尖、针体及针尾（针眼）构成。缝合针按针尖形状分为圆形、三角形及铲形 3 种，按针体弯曲度分为弯形、半弯形及直形。手术缝合针的型号有 5×12、6×14、7×17、8×20、9×24、9×34、10×28、11×24 等。选用以上各种类、各型号的缝合针时，应选用大小不同的持针钳搭配，避免搭配不当造成针体弯曲或折断，影响手术进行。现将目前常用的几种介绍如下。

①圆形缝合针：圆形缝合针主要用于柔软、易穿透的组织，如腹膜、胃肠道及心脏组织，穿过时损伤小。

②三角形缝合针：三角形缝合针适用于坚韧的组织，如皮肤。其尖端是三角形的，针体部分是圆形的。

③三角形角针：针尖至带线的部位皆为三角形，用于穿透坚韧、难穿透的组织，如筋膜等。

④金属皮夹：金属皮夹装入特制钉匣内，用特制持夹钳操作，多用于缝合皮肤及矫形外科。

⑤损伤缝合针：这一类型的针附于缝合线的两端，多用

学习笔记

于血管吻合及管状或环形构造时，亦用于连续缝合，如血管吻合和心脏手术时，有弯形和直形 2 种。

⑥引线针：引线针具有手把，前端为扁圆钝弯形针尖及针体，主要于深部组织结扎血管时使用，不易割伤，便于操作，常用于肝手术。

（3）正确的夹针和穿线的手法：用持针钳的前 1/3 处夹持针的后 1/3 处；针尖向外穿线；回头线 1/3，并顺势将两股线一起夹在持针钳前端的空隙；一般情况下针与持针钳方向垂直，但根据具体缝合方向可以适当调整针的角度。

二、操作方法

（一）缝合基本要领

（1）进针：缝合时，左手执有齿镊提起组织边缘，右手执持针钳垂直于组织，用腕臂力由内旋进，顺针的弧度刺入皮肤，经皮下从对侧切口皮缘穿出。

（2）拔针：针体的前半部穿过被缝合组织后，即可用

学习笔记

缝合基本要领

镊子夹住针体向外沿针体弧度方向拔针，同时持针钳夹住针体后半部进一步前推，协助拔针。

（3）出针：当针要完全拔出时，阻力已很小，可松开持针钳，单用镊子夹针继续外拔，持针钳迅速转位再夹针体（前1/3弧处），将针完全拔出，由第一助手打结，第二助手剪线，完成缝合步骤。

（4）结扎：将针拔出后，组织创缘对合完成，然后进行结扎。

（5）第一助手打结，第二助手剪线。

（6）缝合过程中注意3个垂直，即进针时针尖与皮肤垂直，针体与切口垂直，出针时针尖与皮肤垂直。

（二）缝合基本方法

1. 单纯缝合法

单纯缝合法是使切口创缘的两侧直接对合的一类缝合方法，如皮肤缝合。

（1）单纯间断缝合法：单纯间断缝合法是最常用、简单的缝合方法。每缝一针单独打结，多用在皮肤、皮下组织、

学习笔记

单纯间断缝合法

肌肉、筋膜的缝合，尤其适用于有感染的创口缝合。缝合皮肤时，一般针距 1 ~ 2 cm 、边距 0.5 ~ 1 cm，要注意缝合深部，不留死腔。

（2）连续缝合法：在第一针缝合后打结，继而用该缝线连续缝合整个创口。结束前的一针，将重线尾拉出形成双线，留在对侧，与重线尾打结固定。

（3）"8"字缝合法：缝合针斜着交叉缝合呈"8"字，常用于张力较大的缝合，如腱膜、肌肉断端等。有内 "8"字和外 "8"字 2 种方法，以交叉的部位作为区分。

（4）连续毯（锁）边缝合法：此法类似于连续缝合，但缝合过程中每次将线交错，止血及紧密度好，多用于胃肠道吻合的后壁全层缝合，或用于游离植皮时边缘的固定缝合。

（5）贯穿缝合法：此法也称缝扎法或缝合止血法，多与钳夹止血配合使用，用于钳夹的组织较多、单纯结扎有困难或线结容易脱落时，方法同 "8"字缝合。

（6）减张缝合法：当缝合处组织张力大、全身情况较差时，为防止切口裂开可采用此法，主要用于腹壁切口的减

学习笔记

连续缝合法　　"8"字缝合法　　连续毯（锁）边缝合法　　贯穿缝合法　　减张缝合法

张。缝合线选用较粗的丝线或不锈钢丝，在距离创缘 2 ~ 2.5 cm 处进针，经过腹直肌后鞘与腹膜之间，均由腹内向皮外出针，以保层次的准确性，亦可避免损伤脏器。缝合间距 3 ~ 4cm，所缝合的腹直肌鞘或筋膜应较皮肤稍宽，使其承受更多的切口张力。结扎前将缝线穿过一段橡皮管或纱布做的枕垫，以防皮肤被割裂，结扎时切勿过紧，以免影响血运。在减张缝合之间通常用单纯间断缝合，此时应注意所有缝合完成后一并打结，先打减张缝合的结，再打普通缝合的结。

2. 内翻缝合法

内翻缝合法是将缝合组织的边缘向内翻入，外面保持平滑，用于胃肠道吻合和膀胱的缝合。

（1）间断垂直褥式内翻缝合法：此法又称伦字特(Lembert)缝合法，常用于胃肠道吻合时缝合浆肌层。从创缘 0.4 ~ 0.5 cm 进针，距创缘 0.2cm 处穿出，跨吻合口，再由对侧 0.2cm 进针，0.4 ~ 0.5cm 处出针。将线结打在进针和出针处，切记不要过紧，而且注意不要缝合全层。

（2）间断水平褥式内翻缝合法：此法又称何尔斯得

间断垂直褥式内翻缝合法　　间断水平褥式内翻缝合法

(Halsted)缝合法,多用于胃肠道浆肌层缝合或修补胃肠道穿孔。

（3）连续水平褥式内翻缝合法：此法又称库欣(Cushing)缝合法，用于胃肠道浆肌层缝合。

（4）连续全层水平褥式内翻缝合法：此法又称康乃尔(Connells)缝合法，用于胃肠道全层缝合。该方法要注意内翻的组织不要过多或过少。

（5）荷包缝合法：在组织表面以环形连续缝合1周，结扎时将中心塞入内以包埋，使其表面光滑，防止粘连，有利于愈合。此法常用于胃肠道小切口或针眼的关闭，阑尾残端的包埋，造瘘管在器官内的固定等。荷包缝合法注意通常不缝合全层。

（6）半荷包缝合法：此法常用于十二指肠残角部、胃残端角部的包埋内翻等，缝合方法基本同荷包缝合。

3. 外翻缝合法

外翻缝合法是将缝合组织的边缘向外翻出，以保持内面光滑。被缝合或吻合的空腔内面保持光滑，如血管的缝合或吻合、腹膜缝合及减张缝合。此法也用于缝合较松弛的皮肤，如阴囊、老人和经产妇腹壁，以防止皮缘内卷而影响愈合。

········· 学习笔记 ·········

连续水平褥式内翻缝合法

连续全层水平褥式内翻缝合法

荷包缝合法

半荷包缝合法

通常分为以下几种方法。

（1）间断垂直褥式外翻缝合法：如松张皮肤的缝合，在回针时，注意针走行于皮内，剪线时皮肤缝合线头保留 0.5 ~ 0.8 cm，以便于拆线。

（2）间断水平褥式外翻缝合法：如腹膜缝合。

（3）连续水平褥式外翻缝合法：多用于血管壁吻合。

（4）皮内缝合法：皮内缝合法可分为皮内间断缝合法及皮内连续缝合法 2 种，皮内缝合法通常应使用带针的滑线。缝合要领：从切口的一端进针，然后交替经过两侧切口边缘的皮内穿过，一直缝到切口的另一端穿出，最后抽紧，两端可做蝴蝶结或纱布小球垫。此法常用于外露皮肤切口的缝合，如颈部甲状腺手术切口。其缝合的好坏与皮下组织缝合的密度、层次对合有关。若切口张力大，皮下缝合对拢欠佳，则不应采用此法。此法缝合的优点是对合好、拆线早、愈合后瘢痕小且美观，也可分为可吸收线缝合和不可吸收线缝合。

（三）剪线法

操作者在打结完成后，将双线合拢提起，斜向助手右侧，

-------- 学习笔记 --------

间断垂直褥式
外翻缝合法

间断水平褥式
外翻缝合法

连续水平褥式
外翻缝合法

皮内缝合法

剪线法

助手持剪完成"靠、滑、斜、剪"4个动作，助手先掌心朝下，剪稍张开，以剪的一刃紧靠提起的缝合线，沿线的锐角侧向下滑至线结处，再将线剪倾斜将线剪断。器械的角度取决于需要留下线头的长短，一般丝线留线头 1 ~ 2 mm，羊肠线留线头 3 ~ 5mm，不锈钢丝留 5 ~ 6mm，并将钢丝两断端拧紧，超过 2 mm 的线头无需剪滑，皮肤缝线的线头可保留 0.5 ~ 1 cm，便于拆线。

三、操作注意事项

（1）缝合后应使皮缘对合良好，避免皮肤内翻。创缘皮肤轻度外翻，呈半圆柱状，皮肤缝合后应使用纱布沿伤口方向卷滚 2 ~ 3 次，以清除皮下残余的积液。

（2）切口两侧组织缝合深度应相当，防止厚薄不一。

（3）皮肤缝合时，一般要连同适当皮下组织或深筋膜一块进行，防止缝合后遗留死腔形成血肿，但也不要过深，以免缝到深部组织。

（4）缝合线的线结要松紧适中，结扎过松会导致组织对合不贴实，易遗留间隙形成积液，结扎过紧则被结扎的组织易发生缺血、肿胀、切割、感染。

（5）切口张力较大时应做减张切口，但线结不要过紧以防止血液循环障碍。

（6）缝合线对人体来说属于异物，应尽量减少缝合线残留和线头的长度。

（7）连续缝合法的力量分布较均匀，抗张力较间断缝合法强，但一旦断裂则全部松脱，一旦感染更难处理，因此可能感染的伤口主张用间断缝合法。

学习笔记

第五章

换药、拆线

外科手术在一定程度上破坏了相应手术部位皮肤、黏膜的完整性，人体防御系统遭到破坏，容易导致病原体入侵引起术后感染。因此，在手术之前做到无菌环境可以减少术后感染的发生。此外，外科手术切口存在渗血、渗液可能，会影响术后切口愈合，缝合线按皮肤愈合情况需及时拆除，否则也会造成切口愈合不佳、瘢痕增生的问题。

第一节　换药

一、操作目的

换药又称更换敷料，其目的是为创面提供一个相对无菌的环境，促进伤口愈合。

（1）观察伤口有无分泌物，伤口的愈合情况，有无红肿、感染。

（2）消毒：杀灭切口可能存在的病原菌。

（3）清除坏死组织及异物，如脓肿、坏死组织、线头等异物。

（4）通畅引流：如果有开放性切口，尽可能保持切口引流干净。

（5）防止伤口受损和外来感染，保持切口干燥。

（6）促进组织生长，防止出现伤口受压等情况影响组织生长。

二、换药指征

换药时需要观察伤口情况。

（1）无菌伤口，3～5天换药1次。

（2）感染伤口，1天换药1次或多次，并保持切口引流通畅和干燥。

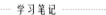
学习笔记

（3）新鲜肉芽创面，1～2天换药1次，保持切口干燥，防止肉芽异常生长。

（4）敷料浸湿或有出血倾向者需保持切口干燥，若有渗出或渗血情况易致伤口感染。

（5）敷料松脱或被污染，伤口未愈合前无敷料易导致污物污染伤口。

（6）伤口内引流物需拔除，如引流条或引流管是需要拔除的。

（7）愈合伤口需要拆线，愈合伤口不及时拆线，易致肉芽反应。

三、准备工作

（1）操作人员进入换药室后，戴好医用外科口罩和帽子（帽子盖住全部头发，头发不可外露，口罩必须盖住口鼻），并摘掉全身饰物，修剪指甲，去除甲下污垢。

（2）操作人员核对患者床号、姓名、性别、年龄、住院号等信息，检查伤口情况。

---------------------- 学习笔记 ----------------------

换药准备工作

（3）操作人员向患者说明目的及可能引起的不适并取得患者配合，缓解患者紧张和焦虑情绪。若涉及异性隐私部位，应当有与患者同性别的医护人员在场（体现人文关怀）。

（4）体位：原则上应让患者采取较舒适并能充分暴露伤口的体位，同时注意保暖和保护患者隐私。

（5）物品准备：无菌治疗碗2个（分别盛放棉球及无菌敷料）、无菌镊子2把、剪刀1把、弯盘1个（盛放污物）、无菌酒精棉球、盐水棉球、纱布、干棉球、引流条、胶布。

禁忌证：参加操作的人员手部皮肤有破损或有化脓感染者；参加操作的人员患有传染性疾病且处于传染期。

四、操作步骤

（一）拆除原敷料

（1）外层敷料用手拆除，勿用镊子，此层为污染层。

（2）内层（中层）敷料相对干净，用镊子拆除。

（3）底层（最里层）敷料：纱布与伤口多有粘连，用

学习笔记

拆除原敷料

盐水棉球浸湿后再揭去，以免损伤肉芽或引起出血。敷料拆除方向与切口纵轴一致，污物弃置弯盘内。

（二）镊子的分工

1把镊子（污染镊子）接触伤口,1把镊子接触无菌物品，夹持棉球、敷料，保持相对无菌,2把镊子不可直接接触。

（三）消毒及清洁伤口

1.酒精棉球清洁伤口周围皮肤

（1）无菌伤口由内向外消毒，消毒范围15cm或达到伤口周围5cm外。棉球一面用过后可翻转用另一面，然后弃去。保持伤口中心区域消毒彻底，伤口外围是污染区。

（2）污染伤口或开放伤口由外向内消毒，消毒范围15cm（伤口15cm外围相对无菌区），酒精不能进入伤口内，酒精刺激伤口肉芽组织会影响伤口愈合。

2.盐水棉球清洁创面

盐水棉球清洁创面，轻沾吸去分泌物。切记不可过度用力，避免肉芽损伤，或分泌物沿微血管逆流导致感染。

学习笔记

镊子的分工

消毒及清洁伤口

3. 特殊伤口的清洁

（1）分泌物多且创面深的伤口，可用生理盐水冲洗切口异物和坏死组织。

（2）创面的坏死组织多，可用过氧化氢溶液或碘伏等冲洗，防止厌氧菌生长。

（3）高出皮肤或失活的肉芽组织，可用剪刀修整或碘酒烧灼，促进伤口愈合。

（4）组织或肉芽水肿明显，可用高渗盐水湿敷，减轻组织水肿，防止局部血运不畅。

（5）开放创面及肉芽可先用凡士林纱布覆盖保护，减少外源性感染，防止肉芽损伤。

（四）覆盖敷料

1. 选择合适大小的敷料

（1）伤口覆盖单层纱布 6～8 层，保持伤口透气。

（2）敷料应完全覆盖切口，且距离切口 2～3cm，防止切口污染。

学习笔记

覆盖敷料

2. 底层敷料

干洁切口可直接覆盖纱布，纱布的光面向下。

3. 中层敷料和外层敷料

根据切口分泌情况选择纱布或棉垫覆盖，敷料光面向上。

4. 粘贴胶布

粘贴方向应顺皮肤纹理或与肢体纵轴垂直，易于黏贴固定。

5. 包扎

包扎注意松紧要适度。过紧导致局部血运障碍，过松导致敷料脱落，切口污染。

（五）操作后注意事项

（1）操作后及时处理被污染的医疗废弃物。

（2）感谢患者及家属的配合，协助患者穿好衣物，交代患者注意切口敷料有无渗出，保护好切口敷料。

------- 学习笔记 -------

第二节　拆线

一、操作目的

缝合线根据皮肤愈合情况需及时拆除，避免出现切口愈合不佳、瘢痕增生等情况。

二、拆线指征与时间

无菌手术切口已到拆线时间，局部及全身无异常表现，并且切口愈合良好者，不同部位、不同切口的拆线时间不同。

（1）面颈部血运丰富，切口愈合迅速，4 ~ 5 天拆线。

（2）下腹及会阴部血运较丰富，6 ~ 7 天拆线。

（3）胸部、上腹部、背部、臀部血运尚可，7 ~ 9 天拆线。

（4）四肢血运较差，切口不易愈合，10 ~ 12 天拆线。

（5）减张缝合的切口 14 天拆线，并且间断拆线，防止

学习笔记

伤口开裂。

（6）切口红、肿、热、痛或明显感染者，需要提前拆线，排除伤口包裹性分泌物或异物。

三、准备工作

（1）操作人员进入换药室后，戴好医用外科口罩和帽子（帽子盖住全部头发，头发不可外露，口罩必须盖住口鼻），并摘掉全身饰物，修剪指甲，去除甲下污垢。

（2）操作人员核对患者床号、姓名、性别、年龄、住院号等信息，检查伤口情况

（3）操作人员向患者说明目的及可能引起的不适并取得患者配合，缓解患者紧张和焦虑情绪。若涉及异性隐私部位，应当有与患者同性别的医护人员在场（体现人文关怀）。

（4）体位：原则上应让患者采取较舒适并能充分暴露伤口的体位，同时注意保暖和保护患者隐私。

四、操作步骤

（一）拆除原敷料

（1）外层敷料用手拆除，勿用镊子，此层为污染层。

（2）内层（中层）敷料相对干净，用镊子拆除。

（3）底层（最里层）敷料：纱布与伤口多有粘连，用盐水棉球浸湿后再揭去，以免损伤肉芽或引起出血。敷料拆除方向与切口纵轴一致，污物弃置弯盘内。

（二）镊子的分工

1 把镊子（污染镊子）接触伤口,1 把镊子接触无菌物品,夹持棉球、敷料，保持相对无菌，2 把镊子不可直接接触.

（三）消毒及清洁伤口

1. 酒精棉球清洁伤口周围皮肤

（1）无菌伤口由内向外消毒，消毒范围 15cm 或达到伤口周围 5cm 外。保持伤口中心区域消毒彻底，伤口外围是污染区。

（2）棉球一面用过后可翻转用另一面，然后弃去。

（3）污染伤口或开放伤口由伤口 15cm 外围相对无菌区向内消毒，消毒范围 15cm，酒精不能进入伤口内，酒精刺激伤口肉芽组织会影响伤口愈合。

2. 盐水棉球清洁创面

盐水棉球清洁创面，轻沾吸去分泌物。切记不可过度用力，避免肉芽损伤，或分泌无沿微血管逆流导致感染。

（四）拆线

（1）操作人员用镊子（接触伤口的镊子）提起缝合线的线头，使埋于皮肤内的缝合线部分露出少许，用线剪将露出部分剪断，顺原缝合方向拉出缝合线。

（2）拆完全部缝合线后用碘伏或酒精再消毒一次伤口。

（3）避免拆线过度用力，导致切口开裂。

（五）覆盖敷料

1. 选择合适大小的敷料

（1）伤口覆盖单层纱布 6 ~ 8 层，保持伤口透气。

-------------------- 学习笔记 --------------------

拆线

（2）敷料应完全覆盖切口，且距离切口 2 ~ 3cm，防止切口污染。

2. 底层敷料

干洁切口可直接覆盖纱布，纱布的光面向下。

3. 中层敷料和外层敷料

根据切口分泌情况选择纱布或棉垫覆盖，敷料光面向上。

4. 粘贴胶布

粘贴方向应顺皮肤纹理或与肢体纵轴垂直。

5. 包扎

包扎注意松紧要适度。

（六）操作后注意事项

（1）操作后及时处理被污染的医疗废弃物。

（2）感谢患者及家属的配合，协助患者穿好衣物，交代患者注意切口敷料有无渗出，保护好切口敷料。

学习笔记

第六章

切开、止血

切开是指使用手术刀在组织或器官上造成切口的外科操作过程，它是外科手术的第一步，也是外科手术最基本的操作之一。正确的手术切开，能够为术中良好的手术视野及术后切口愈合创造条件。

出血是外科手术中最常见的一个并发症，因而熟练掌握良好的止血技巧是外科医生最重要的一个基本技能操作。

第一节　切开

一、操作目的

通过切开各种组织（包括皮肤、筋膜、骨膜、肌肉、血管及各个脏器等），从而充分显露手术视野，保证手术顺利进行。

二、选择切口的原则

（1）切口尽量靠近病变部位，最好能直接到达手术区，并能根据手术需要延长扩大切口。

（2）切口应根据正常的局部解剖结构选择，不影响局部的生理功能，比如在体侧、颈侧以垂直于地面或斜行的切口为好，体背、颈背和腹下沿身体正中线或靠近正中线的矢状线的纵行切口比较合理。

（3）切口避免损伤重要的血管、神经和腺体的输出管。

（4）二次手术时，应该避免在瘢痕上切开，因为瘢痕组织再生力弱，易发生弥漫性出血及切口不愈合。

三、操作步骤

以皮肤切开为例描述切开的操作步骤如下。

.... 学习笔记 ....

切开操作步骤

（1）手术区域消毒、铺巾、麻醉。

（2）术者右手执刀，左手拇指与食指绷紧固定切口两侧皮肤，如较大切口则由主刀医师和助手用左手掌尺侧缘相对压迫固定。

（3）刀刃与皮肤垂直，移动时转至45°斜角切开皮肤，垂直出刀。

四、注意事项

（1）切口大小必须适当。切口过小，则手术视野暴露不良；切口过大，则会影响美观及损伤过多组织。

（2）切开组织力求一次切开。避免多次切割，造成切缘不齐和不必要的组织损伤。

（3）切开深部组织时，为了防止损伤深层血管和神经，可先切开一小口，用止血钳分离张开，然后再剪开。

（4）切开肌肉时，要沿肌纤维方向用刀柄或手指分离，少做切断，以减少损伤肌肉，影响愈合。

（5）切开腹膜、胸膜时，适当控制切开深度，防止内

学习笔记

脏损伤。

（6）切割骨组织时，先要切割分离骨膜，尽可能地保存其健康部分，以利于骨组织愈合。

第二节　止血

一、操作目的

在手术过程中，常有不同程度的出血，减少出血不仅可以保持手术视野清晰以便于手术操作，而且可以减少术后继发感染及输血相关并发症等情况的发生。

二、常用止血方式

（一）压迫止血法

压迫止血法一般适用于创面广泛渗血，对较大血管出血而一时无法找到出血点时，也可暂时行压迫止血法。

·· 学习笔记 ··········

压迫止血法

注意事项

（1）用纱布压迫出血部位，动作必须是按压，不可以是擦拭，以免损伤组织或使血栓脱落。

（2）一般创面出血，用干纱布直接压迫数分钟即可控制出血。

（3）渗血较多时，可用热生理盐水纱布压迫创面控制出血。

（4）病情危急，出血量大时，可用纱布条或纱布填塞压迫止血，待病情好转再取出（一般 2 ~ 5 天）。

（二）电凝止血法

电凝止血法，是目前临床常用止血方法之一。其系利用高频电流产生的热能凝固小血管达到止血目的，适用于皮下组织的小血管出血。

注意事项

（1）电凝止血法的优点是止血快，但其效果不完全可靠，其存在电凝后凝固组织脱落导致再次出血的可能。

（2）电凝时间不宜过长，空腔脏器、大血管附近及皮

学习笔记

肤等处不可用电凝止血，以免组织坏死，发生并发症。

（3）使用挥发性麻醉剂（如乙醚）做麻醉时禁用电凝止血法，以防止爆炸。如使用酒精2.5消毒，应待其干后再用，以防酒精燃烧。

（4）根据病人年龄的不同及止血的组织部位不同，选择合适的电刀模式、功率等。

（三）结扎止血法

结扎止血法是常用而可靠的基本止血法，多用于明显而较大血管出血的止血，其具体方法有2种。

1. 分类

（1）单纯结扎止血：先用血管钳尖部钳夹出血点，然后用丝线绕过止血钳所夹住的血管及少量组织而结扎。

（2）贯穿结扎止血：适用于较大血管或重要部位血管的结扎。将结扎线用缝合针穿过所钳夹组织（勿穿透血管）后进行结扎，常用的方法有"8"字缝合结扎及单纯贯穿结扎2种。

-------- 学习笔记 --------

结扎止血法

2. 注意事项

（1）根据血管大小、出血部位不同，选择合适血管钳及结扎丝线。

（2）钳夹时不要钳夹过多周围组织，结扎时血管钳尖端朝上，便于暴露及结扎血管。

（3）当出血较多或者手术视野不清晰时，不要盲目乱夹，应用纱布压迫或者吸引器吸清手术视野后，精准夹住血管断端，然后再进行结扎止血。

（4）结扎应牢靠，防止线结松开脱落引起大出血，必要时可双重结扎止血。

（5）打结时动作应轻柔，防止拖拽，特别是深部打结，其应原位打结，以免拉断血管导致出血。

（四）止血带止血法

止血带止血法也是外科常用止血方式之一，主要用于大血管出血的急救止血及适用于四肢手术。止血带止血法主要用于应急，是因为使用止血带止血可能会出现并发症：①术后肢体肿胀，主要是因为止血带一次使用时间较长，引起组织缺血、渗透压改变和毛细血管通透性增加所导致的；②术后肢体远端坏死，主要是因为使用止血带超过正常时限或压力，引起组织缺血、缺氧所导致的，包括肌肉坏死及神经坏死等。

1. 操作步骤

（1）抬高患肢，压迫止血。

（2）在止血带压迫止血处放置衬垫，止血带加压止血，止血部位常为上臂上 1/3 处或者大腿中上部。

（3）观察止血效果，记录止血部位、上止血带时间。

2. 注意事项

（1）注意观察患肢末梢循环情况，观察末梢动脉搏动情况、皮温、感觉、运动及皮肤颜色是否正常。

（2）止血带止血的时间不宜超过 3h，且间隔 1h 放松止血带 1 次。

（3）止血带压迫的压力要超过人体动脉压，以出血停止、止血带远侧端的脉搏将消失为度。

学习笔记

（五）局部化学及生物学止血法

（1）麻黄素、肾上腺素止血法：麻黄素、肾上腺素止血法与压迫止血法配合使用，也可用于鼻出血、拔牙后齿槽出血的填塞止血，待止血后拉出棉包。

（2）明胶海绵止血法：明胶海绵止血法多用于一般方法难以止血的创面出血，和实质器官、骨松质及海绵质出血。

（3）活组织填塞止血法：活组织填塞止血法是用自体组织如网膜，填塞于出血部位。通常用于实质器官的止血。

（4）骨蜡止血法：骨蜡止血法应用骨蜡封闭骨髓腔止血，常用于骨科及心胸外科的胸骨切开手术。

学习笔记

第七章

体表肿物切除术

体表肿物是泛指发生在身体浅表部位的肿瘤，包括脂肪瘤、纤维瘤、皮脂腺囊肿等良性肿瘤，以及皮肤基底细胞癌、黑色素瘤、皮肤纤维肉瘤等恶性肿瘤，并且还有一些癌前病变的肿瘤。并非所有的体表肿物都需要手术切除，同样并非所有的体表肿物都能手术切除，故而我们要学习了解体表肿物切除的适应证、禁忌证，以及围手术期的注意事项，包括术前的评估、术中的操作步骤、术后并发症的处理等。

一、操作目的

行体表肿物切除术的目的是为了明确体表肿物的性质，解决肿物引起的压迫、不适、功能障碍或影响美观，同时带有诊断和治疗的作用。

.... 学习笔记 ....

二、适应证

全身各部位的体表良性肿物，如体表脂肪瘤、纤维瘤、皮脂腺囊肿无感染时、皮样囊肿、腱鞘囊肿等。若皮脂腺囊肿继发感染时，待感染控制后再行切除。针对皮肤血管瘤治疗，手术切除并不作为首选，特别是一些巨大的体表血管瘤，常用的有药物治疗、注射治疗、激光治疗等。

三、禁忌证

（1）患者一般情况不能耐受手术。

（2）诊断已经明确且不可完整切除的恶性肿瘤。

（3）肿物合并周围皮肤感染。

（4）合并全身出血性疾病。

体表肿物切除术通常为择期手术，务必充分评估患者的全身情况。对于已经确诊的体表恶性肿瘤，若不能完整切除，可能存在术后所在部位皮肤无法愈合、肿瘤扩散等风险，故

学习笔记

而属于相对禁忌证。若肿物周围存在感染，则需待感染控制后，再行手术切除，否则容易导致感染播散，形成蜂窝织炎、败血症等。对于一些血友病、弥散性血管内凝血或其他出血性疾病患者，任何有创操作都有可能出现无法控制的大出血，危及生命。

四、操作前准备

（一）患者准备

（1）测量患者的生命征，评估全身情况，确定对手术的耐受性。

（2）向患者和家属解释操作目的、操作过程与可能存在的风险，并签署知情同意书。体表肿物切除术通常为择期手术，术前需完善书面的知情同意书，而不应事后补签。充分的术前告知也是建立医患信任，避免纠纷的重要步骤。

（3）告知患者手术中需要配合的事项，如需要保持的体位、有不适时及时反馈等。对于可以配合的患者，多采用

学习笔记

局部麻醉，术前要与患者充分沟通，取得患者信任，并指导其配合，同时若术中出现任何和不适感，例如胸闷、呼吸困难、疼痛等要及时反馈，以便术者及时做出调整和处理。对于无法配合的患者，例如婴幼儿或部分精神障碍疾病患者，必要时可采用全身麻醉，需增加术前的麻醉评估，并且在麻醉医师配合下完成手术。

（4）术前手术部位清洗，剪去毛发。不提倡剔除毛发，以免毛发剔除过程中出现损伤皮肤或毛囊，增加皮肤感染的机会，毛发较多时，用剪刀剪去即可。

（二）术者准备

充分了解患者情况，了解肿物的情况，可通过视诊、触诊了解肿物的形状、大小、局部皮肤的颜色、温度、肿物的活动度以及与周围组织的粘连情况，必要时可用记号笔沿着肿瘤边界画出大致轮廓，以制定手术切口的大小及方向。切口的选择要兼顾美观、方便手术操作、手术安全、保障血供及关节功能等问题。

（1）核对患者信息，包括姓名、性别、年龄、床号、

学习笔记

住院号等，避免差错。

（2）知晓病情、操作目的及术前相关体格检查与辅助检查结果。

（3）掌握体表肿物切除术的相关流程，突发情况的预案，并发症的诊断和处理办法

（三）材料准备

（1）切开缝合包：切开缝合包包括治疗碗、无菌杯、洞巾、消毒巾、布巾钳、弯盘、圆刀片、刀柄、止血钳、组织钳、有齿镊、无齿镊、组织剪、剥离子、3–0 丝线、4–0 丝线、圆针、三角针、持针钳、消毒棉球、纱布等。

（2）消毒用品：碘伏消毒液。

（3）局麻用品：1% 利多卡因 10mL 或 1% 普鲁卡因 10mL，10mL 一次性注射器

（4）其他物品：注射用生理盐水、4% 甲醛溶液的标本瓶 1 个、无菌手套 2 副、胶布 1 卷、抢救车 1 辆。若有美容要求的，可使用美容针线。

······ 学习笔记 ······

材料准备

五、操作步骤

（一）体位

根据体表肿物的位置选择适合手术操作，并且让患者及术者感到舒适的体位，患者和术者同时感到舒适的体位才能方便手术安全有效地进行。

（二）消毒铺巾

（1）操作者戴好口罩、帽子，洗手并消毒。

（2）消毒范围是以手术切口为中心周围至少 15cm。消毒顺序要根据手术部位及切口清洁程度来决定，较干净的部位应由内而外消毒，会阴部位应从外周向中心消毒，消毒半径至少 15cm。

（3）必要时穿手术衣，戴无菌手套。铺巾时，将洞巾中心对准操作区域。

学习笔记

（三）麻醉

沿肿物周围做局部浸润麻醉，并根据患者主观疼痛感做调整，术中酌情补充局麻药。

（四）切除肿物

（1）平行于皮纹，根据肿物的大小采用纵形或梭形切口，避开关节、血管等部位。

（2）切开皮肤后，用组织钳提起一侧皮缘，并用组织剪或止血钳或剥离子沿肿物或囊肿薄膜外做锐性或钝性分离。

（3）同法分离肿物的另一侧及基底部，将肿物完全切除。

（4）若不慎将囊肿剥破，应先用纱布擦去内容物，再将囊壁摘除，最后用生理盐水冲洗。

（5）若是腱鞘囊肿，为预防复发，需将囊肿连同其茎部的病变组织及周围部分正常的腱鞘与韧带一并切除。

（6）创面止血后缝合切口，一般不放置引流物。但若是皮脂腺囊肿破裂，术后易发伤口感染，可考虑放置橡皮片

学习笔记

切除肿物

引流，24 ~ 48h 后拔除。

（五）标本处理

查看肿物是否完整，并记录肿物的部位、色泽、外形、大小、性质、硬度及与周围组织的毗邻关系，若为囊性肿物，还需描述囊肿壁及囊内容物情况，最后将标本放置于装有 4% 甲醛溶液的标本瓶中，送检病理。

（六）并发症及特殊情况处理

（1）出血：当出血少时，局部加压包扎即可；当出血多时，则需重新拆开切口进行止血。有些迟发性的出血起病较为隐匿，故而需要动态观察创面渗血或肿胀情况，同时长时间加压止血时，也要观察切口周围皮肤的血供情况，以免造成缺血坏死。若压迫止血无效，需重新拆开切口进行止血。

（2）感染：感染切口需定期更换敷料，进行分泌物培养，必要时放置引流条，根据局部或全身症状酌情使用抗生素。此外，术中注意无菌操作、术后早期的敷料更换是可以杜绝大部分的切口感染。

学习笔记

（3）复发或病理结果为恶性：了解病变性质后，可选择再次手术或扩大切除范围，并进行相关后续治疗，如化学治疗、放射治疗、靶向治疗等。

（4）对伴有继发感染者需待炎症完全控制后摘除，若继发感染已破溃，先切开引流后二期手术切除。

学 习 笔 记

第八章
脓肿切开引流术

脓肿是急性感染过程中，组织、器官或体腔内，因病变组织坏死、液化而出现的局限性脓液积聚，四周有一完整的脓壁。脓肿组织缺乏血供，组织感染形成脓肿时，仅用抗生素难以达到脓肿部位所需的血药浓度，药物治疗效果差，切开引流是治疗脓肿形成的最重要手段。

一、操作目的

（1）组织感染形成脓肿时，应及时切开引流，以减少毒素吸收，减轻中毒症状，防止脓液向周边蔓延而造成感染扩散。

（2）将脓液送去做细菌培养并做药物敏感试验以指导抗感染治疗。

········· 学习笔记 ·········

二、禁忌证

（1）全身出血性疾病。

（2）化脓性炎症早期，脓肿尚未形成。

（3）抗生素治疗有效，炎症有吸收消散趋势。

（4）寒性脓肿无混合性感染。

三、物品准备

　　脓肿切开引流包、无菌手套、治疗盘，治疗盘中包括碘酒、酒精、棉签、局部麻醉药等，其他物品同体表肿物切除术所需物品一样。

四、操作步骤

（一）体位

　　根据脓肿部位取患者舒适的手术体位。

---------------------- 学习笔记 ----------------------

准备工作

（二）消毒铺单

（1）操作者戴好口罩、帽子，洗手并消毒。

（2）消毒：洗净局部皮肤，需要时应剃毛。手术区域消毒需做2遍。

（3）铺巾：穿手术衣，戴无菌手套，铺无菌洞巾。

（三）麻醉

麻醉可用2%利多卡因局部浸润麻醉，注射药物时应从远处逐渐向脓腔附近推进。

（四）切开及排脓

（1）于脓肿波动明显处切开引流脓液，切口应在脓肿最低位（平卧位），一般与皮纹一致。切口长度应至少等于脓肿直径，必要时做"+"或"++"型切口，对乳腺、肛周等部位脓肿宜做放射状切口；若脓肿位置较深，切开前应先行穿刺，并应以穿刺抽出脓液的穿刺点处切开脓肿，取适量脓液送细菌培养及做药物敏感试验。

-------- 学习笔记 --------

切开排脓

（2）待脓液排尽后，探查脓腔大小、位置以及形状。

（3）脓腔内有纤维隔膜将其分隔为多个小房者，应用手指钝性分离，使其变为单一大脓腔，以利引流。

（4）术中切忌动作粗暴，以免损伤血管而导致大出血，或挤压脓肿造成感染扩散。

（5）深部脓肿：切开之前先用针穿刺抽吸，找到脓腔后，可将针头留在原处，作为切开的标志。先切开皮肤、皮下组织，然后顺针头的方向，用止血钳钝性分开肌层，到达脓腔后，将其充分打开，拔出针头，并以手指伸入脓腔内检查。手术后置入碘仿纱布条，一端留在外面，或置入有孔的橡皮引流管。

（6）若脓肿切开后，腔内有大量出血时，可用碘仿纱布条按顺序紧紧地填塞整个脓腔，以压迫止血。术后2天，用无菌盐水浸湿全部填塞敷料后轻轻取出，改换凡士林纱布引流。

（五）引流

（1）脓肿排尽后，用凡士林纱布引流，外部以无菌纱

引流

布包扎。

（2）术后观察切口情况，逐步更换包扎敷料及引流条。

（3）因局部解剖关系切口不能扩大或脓腔过大者，可在两极做对口引流，充分敞开脓腔，以 3% 过氧化氢和生理盐水冲洗脓腔。

（六）注意事项

（1）在肿脓波动最明显处做切口，若脓肿位置 是较深，切开前应先行穿刺抽脓，并应以穿刺抽出脓液的穿刺点处切开脓肿。

（2）切口应有足够长度，要考虑患者站立及平卧的姿势，尽量取最低部位，以利引流。

（3）切口方向一般要与皮纹、大血管、神经平行，避免跨越关节，以免瘢痕挛缩，影响关节功能。

（4）切口不可穿过对侧脓腔壁抵达正常组织，以免感染扩散。

（5）脓液排出后，用手指探查脓腔，并将脓腔内纤维间隔分开。

学习笔记

（6）记录放入脓腔内的凡士林纱布或引流条的数目，以免换药时将其遗留在脓腔内。

-------- 学习笔记 --------

第九章

腔镜基本技术

外科手术微创化是未来外科手术方式发展的趋势。1987年，法国妇产科医生 Philipe. Mouret 在电视腹腔镜下成功完成的世界首例胆囊切除术，奠定现代腔镜外科学的基础。腔镜外科是微创外科的主要部分，可以说微创外科这个名称是由腔镜外科的创建而引导出来的，其目的是以最轻微的损伤达到局部和全身最好的疗效。微创外科的微创理念不仅体现在看得见的切口的微创化，还包括看不见但可测得到的对身体内环境（应激、免疫和代谢）干扰的微创化，也体现在既看不见又测不到的心理、精神方面的微创化。

腔镜外科手术的基本操作与传统开放手术的操作几乎完全不同。首先，手术者无法直视传统的开放手术视野（三维立体且全面），只能看着腹腔镜摄像后显示在监视屏幕上的

学习笔记

图像（二维平面且局部）进行操作，存在深度的难以估计，手眼不易配合的问题，暴露不充分潜在着很多手术的风险。腔镜手术要切记：所有操作必须在腔镜视野范围内，看得见才能做，视野外的不能动。其次，腔镜外科医生不能用手直接去接触及处理相关脏器和组织，只能在体外通过器械去接触，缺少了触觉。最后，以往的切开、结扎、止血等基本操作被电凝外科所取代，为腔镜手术设计的各种手术器械有别于传统的手术器械。这些对有开放手术经验的医师来说都是不熟悉的，甚至是完全陌生的。因此在开展腔镜手术前，必须进行腔镜手术的专门培训，去掌握腔镜外科手术的基本操作原则和技巧。在实际手术中还要在有经验医师的指导下，经过一定时间的实际操作，才可能成为一名独立的腔镜术者。

　　从入门到掌握腹腔镜技术，每个医生都有自己"学习曲线"。如何缩短学习曲线，不但是为医生着想，更重要的是保证医疗质量，为病人负责。

　　掌握和提高腔镜外科技术，有两个方面的内容。一是腔镜系统本身的"硬件"，如摄像头的清晰度，监视屏幕的显

学习笔记

示分辨，手术器械是不是趁手等，硬件可直接影响手术的质量。二是实际操作者也就是外科医生操作的熟练度和技巧，这属于"软件"，"硬件"也许可以一夜之间就更新，而"软件"更新则需要大量的时间来重新"编程"，也就是需要外科医生反复的练习来不断提高技术的熟练度和技巧，更新"软件"远比更新"硬件"需要更多的时间。

初学者需要"刻意练习"来实现入门，"刻意练习"指有目标的、专注的、有反馈系统的训练。其核心是"反馈"，包括自身反馈和外部反馈。自身反馈即要注重体验，体验每个动作、技巧的要领，从而做出调整和改进。外部反馈即通过外部信息对自身动作做出指导和纠正，可通过老师、同行交流，观看手术、腔镜外科技术训练视频等途径。"刻意练习"的提高效果要远超普通练习，可有效缩短腔镜手术学习曲线。

分离、结扎、缝合、止血是外科的四大基本技术，腔镜外科手术与传统开放手术在操作技术方面有着巨大的不同。因此，要掌握腔镜手术操作技术，一定要经过专门的技术训练，有一个逐步适应的过程。初学者在进行腔镜操作训练时，

学习笔记

必须强调操作技术规范性，必须严格遵循相关腔镜操作原则。

对于技能，它不同于知识，两者的获取体验有着巨大的差异，例如，历史知识属于知识范畴，游泳属于技能。知识的获取，勤学多记就能熟记于心，大多只需用眼看和有意识地理解和记忆就可获得，但它相对容易被遗忘；而技能的习得，需要学习者亲身对技能反复地体验，才能获取，技能一旦获取可以保持很久不易忘记。你初中学会了骑自行车，几年不骑到大学一样会骑，但初中的历史知识，你可能大部分都还给老师了吧？

在腔镜外科技术的学习过程中，不要套用医学理论学习的经验来学习医学的技能，技能的学习单靠眼看是不可能学会的，就像你单纯地去看世界冠军游泳，看多少遍也不可能学会游泳。要学会游泳，只有一个办法，你得自己下水，而要学好游泳，也只有一个办法，你得多下水。腔镜外科技术训练应包括模拟训练、动物试验及临床实践3个过程。

学习笔记

一、模拟训练

模拟训练是利用腔镜手术训练箱,模拟人体腹腔等空腔,通过监视器图像进行腔镜手术技术训练。目前,国内大多数腔镜培训中心都具备这样的设备,有的培训中心还拥有腔镜电子模拟操作系统。腔镜模拟训练一般包括以下内容。

(一)训练目的

训练视觉转换、双手协调、手眼配合、腔镜下定位,以及力量把控的能力。

(二)训练项目

(1)抓豆训练:在训练箱底板上放置一小撮黄豆和一个窄口瓶,分别用左右手持抓钳将黄豆逐一移入窄口瓶内。可以调整黄豆与窄口瓶的相对位置,进一步训练准确的定位技能。

(2)递线训练:在训练箱底板上放置一条约50cm的缝

---------------------- 学习笔记 ----------------------

夹黄豆

穿隧道

合线，双手持抓钳，由一手持抓钳抓住缝合线的一端，递给另一只抓钳，从缝合线的一端逐渐递至末端。

（3）剪纸训练：在训练箱底板上放置一张方形的纸片，按照预先画好的简单图形，左手持抓钳，右手持剪刀进行裁剪。

（4）钳夹训练：腔镜手术中经常会应用钛夹、银夹来钳夹组织或止血之用，通过暗箱内训练钳夹器的使用。

（5）缝合打结训练：将一块中央椭圆形空心的长方形胶片放置在训练箱底板上，进行简单对合缝合并打结。打结时，要求另一学员充当助手角色，协助固定线结及剪除线尾。简单对合缝合熟练掌握之后，可以进一步学习连续缝合，同样需要助手的配合。除用胶片、纱布进行训练外，还可选用离体的动物器官，如肠管、血管等进行训练。

二、动物实验

在完成上述模拟训练后，选用解剖结构接近人体的动物进行腔镜动物实验，完成胆囊切除、阑尾切除等训练，通常

学习笔记

精细剪切

缝合打结

选用的动物有猪、狗或兔子。然而因设备、经费等条件限制，只能在条件较好的培训中心才能进行动物实验，难以推广。

三、临床实践

经过腔镜理论知识的学习、模拟训练和动物实验后，对腔镜手术的基本理论、基本技术操作等有了较全面的掌握，在此基础上方可进入临床实践。

临床实践通常包括3个阶段。

（1）观摩临床手术：这是进入临床实践的初级阶段，可以通过观看手术录像、现场观摩手术，来进一步体会和感受腔镜手术的全过程。

（2）临床助手阶段：在临床助手阶段一般要给有丰富腔镜手术经验的医师当助手，通常先担任扶镜手，再担任第一助手。手术中要仔细理解和体会手术者的每一个操作，手术后还要细心琢磨，这样才能尽快掌握腔镜的技术操作。

（3）临床手术阶段：按不同手术的大小、分级，在完成一定台次的腔镜手术助手，且达到合格的要求下，可逐步过

------- 学习笔记 -------

渡到手术者。

　　各类腔镜手术的学习曲线不同，每个医师的动手能力和悟性也不尽相同，但都必须经过刻苦的训练，才能逐渐成长为一名合格的临床腔镜外科医师。

学习笔记